米国式症例プレゼンテーションが劇的に上手くなる方法

病歴・身体所見の取り方から診療録の記載，症例呈示までの実践テクニック

岸本暢将（ハワイ大学内科）　Mitsumasa Kishimoto　★編著

羊土社

謹告

　本書に記載されている診断法・治療法に関しては，発行時点における最新の情報に基づき，正確を期するよう，著者ならびに出版社はそれぞれ最善の努力を払っております．しかし，医学，医療の進歩により，記載された内容が正確かつ完全ではなくなる場合もございます．

　したがって，実際の診断法・治療法で，熟知していない，あるいは汎用されていない新薬をはじめとする医薬品の使用，検査の実施および判読にあたっては，まず医薬品添付文書や機器および試薬の説明書で確認され，また診療技術に関しては十分考慮されたうえで，常に細心の注意を払われるようお願いいたします．

　本書記載の診断法・治療法・医薬品・検査法・疾患への適応などが，その後の医学研究ならびに医療の進歩により本書発行後に変更された場合，その診断法・治療法・医薬品・検査法・疾患への適応などによる不測の事故に対して，著者ならびに出版社はその責を負いかねますのでご了承ください．

序

　米国臨床研修開始後の最初の難関…，それは"症例のオーラルプレゼンテーション"であった．同僚たちが皆，堂々と，そつなくプレゼンテーションをこなしている姿に，私は自分のプレゼンテーションにすっかり自信をなくしてしまった．症例オーラルプレゼンテーションに対する苦手意識をもったまま数カ月過ぎ，未熟な語学力も災いしてか，指導医からの納得できる評価も得られなかった．そのようななかで，尊敬する教授からの言葉は衝撃的であった．
　「症例オーラルプレゼンテーションをする能力は医師としての能力を反映する」．
　焦った私は，プレゼンテーションを重点的に勉強することを決意した．しかしながら日本の卒前・卒後教育において，正式に症例オーラルプレゼンテーション法を教えてもらったことがないということに初めて気づかされた．
　「果たして何を指針に学べばよいのであろうか…？」．
　本書では，さまざまな文献を参考に勉強し，苦手だったプレゼンテーションを克服，1年目研修終了後には，最優秀インターン賞を受賞できるまでになった筆者の経験を基に，長年にわたり日本人医師，医学生に症例オーラルプレゼンテーションを指導なさっているハワイ大学ホノルルコミュニティーカレッジスピーチ学教授 リトル先生，そして，全米トップクラスのメイヨークリニックにて研修を終了，現在ハワイ大学内科臨床教授のアラカワ ケン先生からご指導いただき，短時間でより効果的な成果が出るよう，現場ですぐに使えるような実践的な症例オーラルプレゼンテーション向上法について解説してある．
　具体的には，項目別にそれぞれ解説を加え，日本語・英語両方の例を紹介，読者にわかりやすい内容で構成されている．ハワイ大学内科 神谷亨先生・伊藤大樹先生による全般的御指導のほか，実際に使われている入院指示の書き方や退院時サマリーの書き方なども紹介する．
　2004年度臨床研修必修化を期に，特に卒前・卒後研修を行なっている医学生・先生方，また指導医の先生方に，プレゼンテーション教育の浸透，そして，臨床医学教育向上ばかりでなく，患者さんケアの向上に少しでも本書が貢献できればと思ってやまない．
　2004年1月吉日

岸本暢将

米国式 症例プレゼンテーションが劇的に上手くなる方法

序 …………………………………………………………………………… 3

1章　症例プレゼンの能力は臨床医の能力を反映する！
－はじめに

1．症例プレゼンのチカラ ………………………………………………… 10

2．症例オーラルプレゼンテーションをする能力は，
　 医師としての能力を反映する ………………………………………… 12

3．必要なデータを見抜く ………………………………………………… 14

2章　よりよいプレゼンのための上手な情報収集法
－患者さんからどんな情報をどうやって集めるのか？

1．効果的な症例オーラルプレゼンテーションのための準備 … 18
　　① データの収集（病歴や身体所見） 　　　　　　　　　　　　 18
　　② データの記載（診療録記載） 　　　　　　　　　　　　　　 24

2．診療録記載の見本 …………………………………………………… 38

3．ちょっと変わったベッドサイドでの診察法 ……………………… 49
　　① 衣　類 　　　　　　　　　　　　　　　　　　　　　　　　 49

② 装飾品（宝石類）　　　　　　　　　　　　　54
　　③ その他　　　　　　　　　　　　　　　　　　55
　4．診察法・患者シミュレーションなど便利なウェブサイト … 59

Column 研修後どうするの？ 自分にとって最良の道とは？　　61

3章　今日から使える上手いと言われるプレゼンテーションの方法
― 集めた情報をどう分析し，どう呈示するか

　1．まず押さえておきたい
　　　症例オーラルプレゼンテーションの基本　………………64
　　① 症例オーラルプレゼンテーションのポイント　　64
　　② 症例オーラルプレゼンテーションの種類　　　　65
　2．一般型症例オーラルプレゼンテーション　……………… 67
　　① Subjective（2〜3分）　　　　　　　　　　　67
　　② Objective（1〜2分）　　　　　　　　　　　 68
　　③ Assessment & Plan（2〜3分）　　　　　　　68
　3．症例オーラルプレゼンテーションの構成と注意点 ………… 69
　　① Opening Statement & 主訴（Chief Complaint：CC）　69
　　② 現病歴（History of Present Illness：HPI）　　70
　　③ 既往歴（Past Medical History：PMH）　　　76
　　④ 生活歴（Social History：SH）　　　　　　　77
　　⑤ 身体所見（Physical Examination：PE）　　　78
　　⑥ 診断学的検査（Laboratory Data, Diagnostic Studies）82
　　⑦ まとめの言葉（Summary）　　　　　　　　　83
　　⑧ プロブレムリスト（Problem List）　　　　　　84
　　⑨ アセスメント・プラン（Assessment / Plan）　86
　　⑩ その他　　　　　　　　　　　　　　　　　　88
　4．最後に ―全文例 ………………………………………… 89

Column 個人尊重　　　　　　　　　　　　　　　　94

Contents

4章 症例プレゼン Before・After

1. 症例プレゼンを改善するポイント ……………………… 96
   - ① Opening Statement & 主訴　　　　　96
   - ② 現病歴　　　　　97
   - ③ 既往歴　　　　　98
   - ④ 生活歴　　　　　99
   - ⑤ 身体所見　　　　　99
   - ⑥ 診断学的検査　　　　　101
   - ⑦ まとめの言葉　　　　　102
   - ⑧ プロブレムリスト，アセスメント・プラン　　　　　103
   - ⑨ 全　文　　　　　105

   Column 米国一般内科初期研修4年間へ？？　　　　　108

5章 こんなときどうする？ 状況別プレゼンテクニック

1. ICUでの症例オーラルプレゼンテーション "By system"
   （伊藤大樹：著）………… 112
   - ① By systemの構成　　　　　112
   - ② 一般的に各system内にて述べる内容　　　　　114
   - ③ ICUでの症例オーラルプレゼンテーションの例　　　　　116
2. 当直医への引継ぎ（申し送り）時のプレゼン ……………… 123
 3. 救急室で指導医にプレゼン －2分以内のプレゼン ……… 128

   Column 医師として幸せですか？ 格言「お金で幸せは買えない？？」　132

6章 オーラルプレゼンテーション改善法
—プレゼン先進国アメリカのネイティブが教えるテクニック

（Doric Little：著　岸本暢将：翻訳）

1．効果的なコミュニケーションの基本
　　"確実性・信頼性（Credibility）" ……………………………… 136
2．よくある日本人医師の間違えやすい発音 …………………… 142

付録　入院・退院時の上手な書類の書き方

1．入院指示の書き方（伊藤大樹：著）……………………………… 146
2．退院時サマリーの書き方 ……………………………………… 153

参考文献 ……………………………………………………………… 159
索引 …………………………………………………………………… 160
編著者プロフィール・執筆協力者略歴 …………………………… 162

症例プレゼンテーション 成功への道のり

準備　　　　　　　　　　　　　　　［本書関連ページ］（2章）

1. データの収集

・病歴，身体所見の収集

［本書関連ページ］
（2章-1-①, p.18）
（2章-3, p.49）
（2章-4, p.59）

2. データの記載

・診療録記載

（2章-1-②, p.24）
（2章-2, p.38）

症例プレゼン本番（約7分以内）　［本書関連ページ］（3章,4章,5章,6章）

1．Subjective（2〜3分）

・Opening Statement & 主訴（Chief Complaint：CC）
・現病歴（History of Present Illness：HPI）
・既往歴（Past Medical History：PMH）
・生活歴（Social History：SH）

［本書関連ページ］
（3章-3-①, p.69）
（3章-3-②, p.70）
（3章-3-③, p.76）
（3章-3-④, p.77）

2．Objective（1〜2分）

・身体所見（Physical Examination：PE）
・診断学的検査（Laboratory Data, Diagnostic Studies）
・まとめの言葉（Summary）

（3章-3-⑤, p.78）
（3章-3-⑥, p.82）
（3章-3-⑦, p.83）

3．Assessment & Plan（2〜3分）

・プロブレムリスト（Problem List）
・アセスメント・プラン（Assessment/Plan）
・その他

（3章-3-⑧, p.84）
（3章-3-⑨, p.86）
（3章-3-⑩, p.88）

終　了

1章 症例プレゼンの能力は臨床医の能力を反映する！
――はじめに

1 症例プレゼンのチカラ 10
2 症例オーラルプレゼンテーションをする能力は，医師としての能力を反映する 12
3 必要なデータを見抜く 14

1章 症例プレゼンの能力は臨床医の能力を反映する！
　―はじめに

1．症例プレゼンのチカラ

　日々，多忙な臨床業務のなかで行なうケースカンファレンス，臨床病理検討会（Clinical Pathological Conference：CPC），ベットサイドラウンド（例：教授回診）は，治療方針を決定する意見交換の場であるばかりでなく，卒前・卒後教育において必要不可欠な医学教育の場である．このなかで，症例の呈示からそのアセスメント・プランまでを発表する症例オーラルプレゼンテーションは，その後のディスカッションを活発にそして効果的なものにするためにも非常に重要である．しかしながら，日本における卒前・卒後教育のなかで，この症例オーラルプレゼンテーションの指導を受けることは稀であり，日本の徒弟制度によくみうけられる「見て覚えろ」といった具合に系統的な教育方策ができていないのが現状であろう．

　米国医学生は，医学部3年次（日本の医学部では5年目にあたる）に病棟・外来研修で個別に患者さんを担当し，毎日，担当教官や上級研修医に症例オーラルプレゼンテーションをし短時間で効果的に行う訓練，指導を受ける．その後，引き続きカルテ添削指導も受ける．

　筆者は最近，日本の大学病院の早朝ケースカンファレンスにおいて，研修医の症例オーラルプレゼンテーションを聞く機会があったが，出席していた約半数の研修医は早朝のためか活気がなかった．内容は胸痛で入院した患者に関するものであった．入院理由の現病歴を述べる前に既往歴を述べていたのであるが，過去に治癒した胃癌の病理所見を詳細に述べ入院理由とはあまり関係のないことに言及しはじめると，すでに聞いている側は集中力がなくなり，ただ惰性で参加しているといったような雰囲気になっていった．米国の研修医が行なう症例オーラルプレゼンテーションと比較してみると，日本でのそれは痛切に「つまらない！！」というのが正直な感想である．例えば，ハワイ大学内科で行なわれるケースカンファレンス（モーニングレポート）では，早朝にもかかわらず眠っている研修医を見たことがない．彼らの症例

オーラルプレゼンテーションは聴衆を惹き付け，その後の活発な意見交換の起爆剤となるのである．

日米で症例オーラルプレゼンテーションの質に差が生まれるのは，日本の先生方は非常によく勉強しておられるので，決して知識の有無だけではない．問題は米国人と日本人の症例オーラルプレゼンテーションの内容や方法の違いなのであろう．

そもそもなぜ日本人は，人前で意見を述べて相手を納得させたり，オーラルプレゼンテーションをして聴衆を惹きつけたりすることが苦手な方が多いのであろうか．こちら米国に来て気づいたことであるが，日本では幼少期に遡ってみてもオーラルプレゼンテーションの機会は米国と比べると圧倒的に少ない．例えば，同僚の日本人医師の話であるが，彼の子供の幼稚園では，子供達が各自の休日の過ごし方と感想を他の園児の前で発表するといったオーラルプレゼンテーションの授業があったそうである．このように幼少期からすでにオーラルプレゼンテーションの訓練を少しずつ積んでいるのである．

迅速かつ簡潔なオーラルプレゼンテーションは，聴衆を惹き付け互いに確実なコミュニケーションをつくりあげることができる．とくに正確さ，敏速さ，簡潔さが要求され，あいまいな表現は許されない医療現場，医師同士の患者情報のコミュニケーションにおいては必要不可欠である．

1章
症例プレゼンの能力は臨床医の能力を反映する！
―はじめに

2. 症例オーラルプレゼンテーションをする能力は，医師としての能力を反映する

　各論に入る前に，今回執筆のきっかけとなったアラカワ ケン先生（ハワイ大学内科臨床教授・インターナショナルリウマチセンター院長）の外来研修について少し触れてみたい．アラカワ先生は，米国内のベスト病院ランキングでいつもトップ3を争うメイヨークリニックで内科および膠原病内科研修を終え，現在ハワイ大学の臨床教授．ハワイで最も実力のある膠原病内科医といわれ，1日に50～70人を診察する超多忙な先生である．レジデントも選択ローテーションとして研修可能であり，その研修内容は，1日に4～6人訪れる新患の医療面接と診察を行い，アラカワ先生および患者の前でプレゼンテーションをすることが中心で，それ以外の時間は先生の診察をすべて見学するというものである．その他，先生の外来患者が入院している場合は，毎日，先生と一緒に入院患者を診察に行く．日々，実に多彩なリウマチ患者が先生の外来を訪れ，先生が患者に質問する内容，診察方法，患者との接し方，治療方針の決定のしかたなどを1カ月の間みっちり学ぶことができる．適宜質問することができ，患者を診た後で教科書を見ると知識がよく吸収できることが実感される．短時間で系統的にすべての関節を診察する方法をここで初めて学ぶことができた．

　新患の症例オーラルプレゼンテーションは実に緊張する時間である．アラカワ先生より先に患者から医療面接，診察をし，その後，直ちにメモを見ることなく，現病歴，既往歴，身体所見，アセスメント，治療方針まで，よどみなく患者の前でアラカワ先生に呈示しなければならないからだ．「正確かつ簡潔に，大事でないことは発言するな，緊張せずにfriendlyに振舞え」と注意される．短時間で情報を集めて思考をまとめなければならず，言葉もうまく出ず，しかも患者の前である．緊張を隠すのは至難の業だ．症例オーラルプレゼンテーションの後には新患のカルテ記載を行なう．詳しく正確な情報を記録しなければならない．症例オーラルプレゼンテーションをいかに上達さ

せたかが最後の評価の重要な要素となるため，毎日真剣勝負である．

ある一日の終わりにアラカワ先生が私に言った．「診察直後に理路整然と症例オーラルプレゼンテーションするためには，情報収集を効率よく行なわなければならないだけでなく，診察の最中に，多くの情報のなかで何が大事で何が大事でないかを取捨選択して考えをまとめなければならない．疾患および患者についての深い理解がないとできないことだ．症例オーラルプレゼンテーションを訓練せずにどうして1日70人近い患者の治療方針を正しく即座に決定できるようになれるだろうか．君にはぜひ，日本にこの教育の手法を持ち帰ってほしい」．

考えてみると，このような"贅沢な教育"を今まで日本で受けたことはなかった．留学中に自らの症例オーラルプレゼンテーションの技術を向上させなければならないことはもちろん，教育手法としての症例オーラルプレゼンテーションは，将来の日本の臨床医学教育に必要な要素であると実感した．

> 良い臨床家は，さまざまな情報を分析し，一貫性があり，正確かつ簡潔にオーガナイズされた症例オーラルプレゼンテーションを行なう能力をもっている．

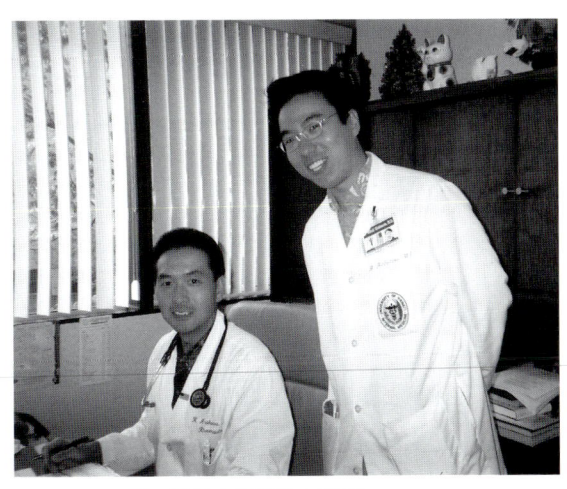

● **アラカワ先生と筆者**
左：アラカワ先生，右：筆者．

1章 症例プレゼンの能力は臨床医の能力を反映する！
—はじめに

3. 必要なデータを見抜く

　症例オーラルプレゼンテーションは劇に例えるとわかりやすい．つまりプレゼンターは主人公で，聴衆を楽しませることもできるし，つまらなくすることもできるのだ．常に聴衆の気を惹きつける努力を惜しんではいけない．

　医師同士の円滑なコミュニケーションのためには，限られた時間のなかで"必要なデータ"のみを選びだし，簡潔にプレゼンテーションすることが非常に重要である．

　医師同士のコミュニケーションの機会は大きく分けて，

1. 他病院からの紹介
2. 専門科コンサルテーション
3. チーム内での患者ケア（回診を含め）
4. 当直医への申し送り
5. 入院時救急医との申し送り
6. 退院時，外来医，ホームドクターと
7. 各種カンファレンス（ケースカンファレンス，CPCなど）

があげられよう．効果的なプレゼンテーションの目的は，患者さんの問題点を可能な限り，明瞭かつ簡潔に相手に伝え，その問題点の解決法を決定することにある．言い換えると，プレゼンテーションには，聴衆が鑑別診断を導き，解決法を決定するのに必要十分なデータが盛り込まれている必要がある．

　ただ，これらの聞き手に合わせた"必要なデータ"を即決するのは，臨床経験が豊富な医師でないと困難であろう．しかし，自分の考えている鑑別疾患から必要なデータを選び，簡潔に症例オーラルプレゼンテーションを行なうスキルは，すべての医師にとって必要不可欠であり，特に第一線で患者ケアを行なう研修医（医学生）にとってはきわめて重要である．

指導医により決まった症例オーラルプレゼンテーション型があったり，各指導医によりどのデータが必要なのか，同じ患者さんでも違っていたりすることがあり戸惑うことがある．同じ疾患でも，患者さんによって，状況によって必要なデータは変わってくることがあるということを常に忘れないでほしい．

　本書では特に，基本的な症例オーラルプレゼンテーションのフォーマットを覚えていただきたい．以下に述べる基本的フォーマットは，診療録記載，症例オーラルプレゼンテーションどちらでも共通している．

> 役作りをせずダラダラとセリフを読む主人公の劇はつまらない．下準備をしてスパッとデータを読むプレゼンターのプレゼンテーションはおもしろい．

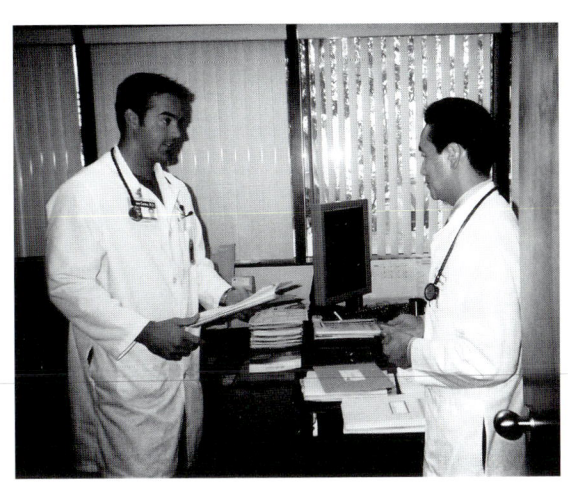

● **アラカワ先生の部屋にて**
左：レジデント，右：アラカワ先生

MEMO

2章

よりよいプレゼンのための上手な情報収集法
――患者さんからどんな情報をどうやって集めるのか？

1. 効果的な症例オーラルプレゼンテーションのための準備 … 18
2. 診療録記載の見本 … 38
3. ちょっと変わったベッドサイドでの診察法 … 49
4. 診察法・患者シミュレーションなど便利なウェブサイト … 59

2章
よりよいプレゼンのための上手な情報収集法
― 患者さんからどんな情報をどうやって集めるのか？

1. 効果的な症例オーラルプレゼンテーションのための準備

効果的な症例オーラルプレゼンテーションをする前に，まず，その準備として2つのことを行なう．

1. データの収集（病歴や身体所見）：目標所要時間 30〜40分
2. データの記載（診療録記載）　　　：目標所要時間 20〜30分

⭐1 データ収集（病歴や身体所見）

まず，第一段階のデータの収集（病歴や身体所見）におけるポイントは以下の3点である．

💡ポイント

1. 主訴を特定し，鑑別疾患をつくる
2. 考えた鑑別疾患を確実なもの，あるいは，除外するために必要な病歴を患者より引き出す（⇒「**1** 病歴聴取」p.18）
3. それら鑑別疾患に必要と思われる，フォーカスをしぼった身体所見を取り，検査を行なう（⇒「**2** フォーカスをしぼった身体所見法」p.20）

1 病歴聴取

1）痛みの10カ条

上記，病歴聴取のときに，以下のポイントとなる要素「**痛みの10カ条**」はいつも押さえておきたい．

痛みの10カ条

1. **場所（Location）**
   どこが痛いのですか？ その痛みはどこであるか指してください．

Where is your pain?, please show me where it is?

2. 発症時間とその持続時間（Time（Duration））

その痛みはいつ（何時）からはじまりましたか？ その痛みはどのくらい続いていますか？

When does it start? How long does it last for?

3. 発症のしかた（Onset）

（突然に，急に，徐々に）その痛みは突然あるいは徐々に起こりましたか？

(Sudden, Acute, gradual onset) Does it occur all of sudden or gradually?

4. 特徴（Character）

どのような痛みですか？ 例えば，圧迫するような痛み，しぼられるような痛み，にぶい痛みなどですか？

What kind of pain do you have? Pressure, squeezing, or dull?

5. 強さ（Intensity）

痛みの強さはどのくらいですか？ 10は今まで最悪な痛みで1〜10のスケールで教えてください．

What number is your pain (right now)? "10" is the worst pain in your life (1-10 scale)

6. 重大度（Severity）

その痛みで眠れましたか？ 歩けましたか？

How bad is your pain? Can you sleep, or walk?

7. 放散痛（Radiation）

その痛みはどこかに拡がりましたか？

Does the pain spread anywhere?

8. 増悪因子（Exacerbating factor）

何かその痛みを憎悪することはありますか？

What makes the pain worse?

9. 寛解因子（Relieving factor）

何かその痛みを寛解することはありますか？

What makes the pain better?

> 10. 関連因子（Associating factor）
>
> 痛みとともに何か症状はありますか？ 悪心・嘔吐・呼吸苦などはありますか？（できれば1つ1つ聞く）
>
> Is there anything that besides the pain？ Nausea, vomiting or shortness of breath？

　これらの「痛みの10カ条」を筆者は暗記し，痛みを持っている患者さん全員に必ず質問するよう心がけている．

　主訴が「痛み」でない場合でも，これらの項目はいつでも応用することができる．例えば，吐き気・嘔吐が主訴である場合であれば，どのくらい続いて（Duration），発症は突然か（Onset），どのような色か・血液が混じっていたか・どのくらいの量か（Character），増悪因子（Exacerbating factor），寛解因子（Relieving factor），関連因子（Associating factor）は何か，といった具合である．

2）SIGECAPS" Questions

　その他，現病歴聴取の際，覚えておくと便利な「SIGECAPS" Questions」がある．これは，うつ病を疑ったときに必ず聞く質問で，以下の頭文字をとっている．

SIGECAPS" Questions

Sleep patterns（睡眠パターン：不眠など）
loss of Interest（興味喪失）
Guilty（罪悪感）
loss of Energy（気力減退）
loss of Concentration / memory（集中力・記憶喪失）
loss of Appetite / weight（食指不振・体重減少）
Psychomotor agitation or retardation, Suicide ideation / Sexual function（精神運動，興奮・遅滞，自殺企図・性欲減退）

2 フォーカスをしぼった身体所見法

　ここで述べるフォーカス身体所見法は，全身所見をとらないでよいという

意味ではない．短時間で全身所見をとるなかで，いかにポイントを押さえられるかということが重要になってくる．また，ある兆候があると思って診察するのと，何も考えず診察するのとでは，その正確さ，感度が異なると考える（例えば心音聴取で，3音があると思って聴診しなければ見逃すこともある）．

合計30〜40分（目標時間）という限られた時間内で病歴聴取と身体所見をとるために，フォーカスをしぼった身体所見法は非常に有効である．ただ，「フォーカスをしぼる」と一言で言っても，それは，各医師のもつ臨床経験，疾患知識により異なってくるであろう．ここで述べる「フォーカスをしぼった身体所見法」は，主訴・現病歴より考えられる鑑別疾患，患者のもつリスクファクターなどを十分考慮し決定される．

1）主訴・現病歴からフォーカスをしぼる

「フォーカスをしぼる身体所見法」の例を以下に示す．

胸痛で来院した患者で，主訴・現病歴より鑑別疾患を考え身体所見のフォーカスをしぼると，

---

1. **バイタルサインおよび全身状態（Vital sign & General appearance）**
   大動脈解離も考え血圧左右差もチェックおよび全身状態の診察

2. **頚部（Neck）**
   心不全を考え頚静脈圧（Jugular Venous Pressure）あるいは肝頚静脈逆流現象（Hepatojugular reflex）の有無，その他，頚動脈の診察（雑音の有無，拍動触診）

3. **胸部・肺（Thorax & Lung）**
   帯状疱疹などを考え発疹有無，肋軟骨炎を考え胸骨周囲の圧痛有無，心不全，肺炎，気胸，胸水有無などを考え肺雑音聴診，打診，呼吸音左右差の有無など

4. **心臓（Heart）**
   今回の問題点（胸痛）の臓器であり詳しく

5. **腹部（Abdomen）**
   心窩部や右上腹部圧痛有無（胃炎，胆石などを考え）

6. **直腸診（Rectal Exam）**
   抗血小板剤や抗凝固剤の使用の可能性もあり．消化管出血の確認
7. **四肢および末梢血管系（Extremities & Peripheral vascular system）**
   浮腫有無，動脈拍動左右差，チアノーゼ有無など

といった診察を行なうことが先決である．

2）リスクファクターからフォーカスをしぼる

また，主訴，現病歴に関わらず，患者のもつリスクファクターから身体所見のフォーカスをしぼるポイントは以下のとおりである．

1. **頸動脈の診察**
   40歳以上あるいは心疾患の既往，冠危険因子を持つ患者では，頸動脈雑音，その拍動の程度の診察を行なう
2. **眼底検査**
   頭痛患者，糖尿病，高血圧患者，神経所見異常，視野・視覚異常，高齢者，HIV患者（CMV網膜炎有無）に行なう
3. **腎動脈雑音の聴取や動脈瘤触診**
   脳卒中，高血圧，喫煙，虚血性心疾患の既往，その他，動脈硬化性疾患の既往のある場合に行なう
4. **肝臓触診**
   アルコール摂取過多，胆嚢疾患のある場合に行なう
5. **直腸診**
   大腸癌検診の一貫として，50歳以上年1回行なう
6. **全身皮膚診察**
   皮膚癌の既往あるいは家族歴などのある場合に行なう
7. **乳房診察**
   40歳以上女性（毎年），40歳以下でも乳癌既往あるいは第一親等に乳癌の家族歴（頻回）のある場合に行なう
8. **骨，筋肉，関節診察**
   関節リウマチのリスク（女性，家族歴，長期喫煙歴など），変形性関節炎のリスク（女性，肥満，高齢）のある患者

その他，

📱 Guide to Clinical Preventive Services by the US Preventive Task Force online version
　　http://text.nlm.nih.gov

にて，さまざまな項目から予防医学的なガイドラインを紹介しているので参考にしていただきたい．

　くり返すが，フォーカスをしぼる診察法はその他の所見は取らなくてよいという意味ではない．まずは，しっかりとした全身診察法をマスターしたうえで参考にしていただきたい．

　各臓器システムの基本的身体所見法は，多くの教科書で述べられているので，ここでは，参考図書を紹介する．

- 📦 「診察マニュアル–身体所見の取り方」（黒川清，柏木八郎 編），南江堂，1996
- 📦 「ミシガン診察診断マニュアル」（高久史麿 ほか訳），メディカルサイエンスインターナショナル，1999
- 📦 Mosby's Guide to Physical Examination（Seidel, H. M. Ed），Mosby，1999
- 📦 Bates' Guide to Physical Examination and history taking（Bickley, L. S., Szilagui, P. G. Ed），Lippincott Williams & Wilkins, 2002

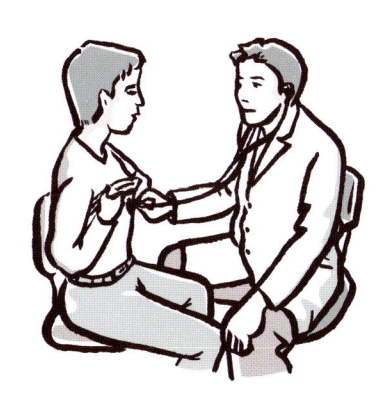

★2 データの記載（診療録記載）

さて，効果的な症例オーラルプレゼンテーションをする準備の第二段階であるデータの記載（診療録記載）でのポイントは，患者情報をすべて正確に，かつ，もれなく記入することである．問題点と無関係であることを省略し，短時間で簡潔に行なう症例オーラルプレゼンテーションとは対照的に異なる．羊土社発行の『レジデントノート Vol.5 No.3，2003年6月号』より連載された「一歩進んだ診療録の書き方」（下村登規夫 著）に，日本語での診療録記載ポイントが詳細に述べられているので，ぜひ参考にしていただきたい．本稿では，ハワイ大学で使われている診療録記入のポイントをお伝えする．

診療録記載法：How to write a history and physical

1．概論　　　　　　　　　　　　　　　　General Principles

診療録の記載は可能な限り包括的に行なう．病歴や身体所見をしっかりと記載することにより，その後，本人または他人が診療録をレビューする時間を短縮できる．略語はできるだけ避け，きれいな「読みやすい字！！」で記載する．

Try to be as comprehensive as possible. A well-written history and physical will save you and others reviewing the patient's chart a great deal of time in the future.

2．構成　　　　　　　　　　　　　　　　The Components

1）入院日　　　　　　　　　　　　　　Date of admission：DOA
2）診察日および時間　　　　　　　　　Date of examination
3）身　元　　　　　　　　　　　　　　Identification：ID
4）情報元とその信頼性　　　　　　　　Source and reliability：S／R
5）診察の理由　　　　　　　　　　　　Reason for examination：RE
6）主　訴　　　　　　　　　　　　　　Chief complaint：CC
7）現病歴　　　　　　　　　　　　　　History of present illness：HPI

8)	既往歴	Past medical history：PMH
9)	家族歴	Family history：FH
10)	生活歴	Social history：SH
11)	臓器システムレビュー	Review of system：ROS
12)	身体所見	Physical examination：PE
13)	検査結果	Laboratory studies and diagnostic tests
14)	問題点リスト	Problem list
15)	問題点に対しての考察とその解決法	Assessment and plan by problem

3．詳細・注意点　　　　　　　　　　　　　　　*The Details*

1）入院日　　　　　　　　　　　　　　**Date of admission：DOA**

入院日を記入する．

2）診察日および時間　　　　　　　　**Date of examination**

入院日と同じであることがほとんどであるが，診察した時間もしっかり記入する．

3）身元　　　　　　　　　　　　　　　**Identification：ID**

　　名前，年齢，性別，未婚・既婚，職業．
　例）
　　「LSさんは，58歳既婚男性で大工」

　　Name, age, sex, marital status and occupation.

　　"Mr LS is a 58-year-old, male, married, carpenter"

4）情報元とその信頼性　　　　　　　**Source and reliability：S / R**

情報はだれから得たのか？　その情報は信頼できるか？　意識障害の患者さんなどでは，本人からの病歴聴取は非常に限られてしまう！

　病歴は患者さんから聴取されたものであり，その情報は信頼できる

　History was obtained from the patient who is reliable historian.

5）診察の理由 — Reason for examination：RE

主訴と同様のこともあるが，今回の診察の理由を書く．例えば「2カ月のフォローアップ」「病休証明書取得目的」「職場健診」など．

Record the reason for this exam.

6）主 訴 — Chief complaint：CC

主訴は患者さんの言葉で書くこともあるが，ときに医学用語を用いた方が理解しやすいことが多い

例）「主訴は"胸がいたむ"」

"Chief complaint：'my chest is sore'"

7）現病歴 — History of present illness：HPI

- 時間的経過で過去から現在へ
- すでに入院している患者さんの場合は（他院からの転院，転科など），入院前と入院後経過の2つのパートに分ける
- 今回の問題点発症以前の健康状態を簡単に記載（下記例参照）

- 現病歴に必要な要素を記載（「痛みの10カ条」p.18参照）
- 既往歴・家族歴・社会歴・ROSで今回の問題点に関係すること（陽性所見・陰性所見）は，この現病歴に記載する

- Chronological organization
- If your patient has been hospitalized for some time, organize the HPI into two parts: prior to hospitalization and hospital course
- Begin with a brief statement describing the patient's state of general health prior to the onset of the present illness
- Characterize the present illness

- Include：location, setting/timing, associated manifestation, pertinent past medical history, pertinent family history, pertinent ＋/－ Review of System（ROS）

例）
　現病歴は，58歳中国人男性で，既往として糖尿病，高血圧，喫煙，心疾患の家族歴があり，30分間続いた胸痛で本日救急室来院．

　患者は来院2時間前までは，ふだんと変わらない健康状態であったが，朝10時頃テレビを見ているとき，急に胸骨下部痛を発症，特に放散痛はなかった．

　その痛みは押しつぶされるようで10/10の強さであった．ニトログリセリンを服用するまで約30分間継続し，特に呼吸苦，動悸，冷汗などはなかった．家族が救急車を呼び救急室搬送．過去に同様の胸痛はなく，今回悪心嘔吐，発熱，悪寒などもなし．さらに，起坐呼吸，夜間発作性呼吸困難，咳も特になかった．

"History of present illness：This is a 58-year-old Chinese male with a past medical history of diabetes mellitus, hypertension, cigarette smoking, strong family history of heart disease who presents to ER today with a chief complaint of chest pains of 30 minutes duration.

The patient was in his usual state of good health until two hours prior to admission when he developed the acute onset of substernal non-radiating chest pain while watching television at about 10 o'clock in this morning. The pain was described as a crushing pain, rated a 10/10 on the pain scale. It lasted a duration of 30 minutes and was relieved by taking a nitroglycerin. It was associated with shortness of breath, palpitation and diaphoresis. Family called ambulance and he was brought to the emergency room. He has never had this chest pain, and denied nausea, vomiting, fever, or chill. Also he denied orthopnea, paroxysmal nocturnal dyspnea (PND) or cough."

8）既往歴	Past medical history：PMH
・幼少時を含め以前診断された病気に関して，どのように，いつ頃診断され，どのような治療がなされたか，その反応，現在の状態などを記載	・Childhood illness：include diagnoses（Dx），when and how diagnosed, how active, complications, past and current therapy Adult illnesses：similar format as that for childhood illnesses
・入院歴，日時，その理由	・Hospitalizations: include date, hospital, reason
・手術歴（s/p〜は「〜後」というときに使われる略語)	・Surgeries："status post（s/p）（operation：手術名）＿ in（date）＿ for（Dx）＿"
例）「胆石のため2002年3月腹腔鏡下胆のう摘出術」	"s/p laparoscopic cholecystectomy in March 2002 for cholelithiasis"
・食べ物，薬で何が起こったか．特に薬にアレルギーがない場合，「薬剤アレルギーなし」と記載する	・Allergies：list allergen and reaction "NKDA（No Known Drug Allergy）" if no Allergy to medications.
・今回の症状に対して飲んだもの，いつも飲んでいる薬〔処方箋（Rx）でもらう薬と薬局やスーパーにて処方箋なしで購入できる薬（Over-The-Counter drugs：OTC drugs）の両方がある〕．薬剤名，量，服用方法，回数を記載	・Current medications：list name, dose and schedule（include prescription and non-prescription meds）
・輸血歴	・Transfusions

9) 家族歴	**Family history：FH**
・誰がどのような病気をもっているか，現在の生死（特に心臓病，糖尿病，高血圧，癌，遺伝病など） ・家計図をできれば書くように	・Name disease and in whom ・Draw a family tree if possible
10) 生活歴	**Social history：SH**
・患者さんの普段の状態，機能を大まかに把握する	・Purpose：to provide an overall perspective of the patients adjustment and functioning over the years
・どこで生まれ育ったか，家族との関係，幼少時，思春期のときの問題点，最終学歴，過去の職歴	・Past development：include birthplace, describe family, where he / she grew up, describe childhood / adolescence（including significant events），highest level of education achieved, past employment
・現在の職歴，生活歴，財政状況，宗教，夫婦・結婚歴，食事，運動	・Current life situation：include living situation, current employment, financial status, religion, marital history, diet, exercise
・アルコール，タバコ，違法な薬剤（マリファナ，コカイン，麻薬，覚せい剤など）	・Habits：include alcohol, smoking, drug abuse history
・どのように現在持っている病気を受け止めているか，生活歴では喫煙，虚血性疾患のRisk Factor，飲酒，職業，ストレス，ライフスタイル，Recreational Drug（コカイン，マリファナ，ヘロイン）の使用の有無，その他どこで生まれ育	・Reaction to illness：describe how patient feels about his / her illness ・Travel History

2章 よりよいプレゼンのための上手な情報収集法

ったか，旅行歴，性交歴などもときには重要．女性には，Last Menstrual Period（LMP）は必ず聞く．

11) 臓器システムレビュー　　　Review of system：ROS

　日本では，この臓器別システムレビューはあまり行なわれていないが，ときに患者さんが問題点と思っていない症状でも非常に重要な情報で，それらが疾患，合併症の診断につながることもあるので，ROSは必ず行なう．ROSでは，基本的には患者さんの症状を頭から足先までレビューするのだが，既往歴（結核など）を含む場合もある．また，予防注射の有無もここに含める．臨床的に重要な症状で入院理由に直接関係したり臨床的に重要な場合，現病歴，既往歴に記載する．筆者は，医学生に診察の際すべてのROSの項目（メモを見ながらでも）をもらさず聞くよう勧めている．というのも，数回行なっているうちに，各臓器のROSの項目をすべて暗記できるようになり，研修医になる頃には，身体所見を取りながら同時にROSを行なうことが自然にできるようになるので時間短縮になる（例：目を診察しているとき，同時に目の項目のROSを聞く）．

- 現病歴に記載しなかったすべての陽性・陰性所見をリストする
- 健康管理，検診歴，ワクチン摂取なども含む

- List positive / negatives not previously mentioned in the HPI
- Health maintenance : list the appropriate exams needed. Include immunizations

主なROS例）
全身状態：
- 体重減少または増加
- 発熱
- 倦怠感
- 全身虚弱

General：
- WT loss or gain
- Fever
- Fatigue
- General weakness

・寝汗
皮膚：
　　・色変化
　　・紅斑
　　・痒み
　　・痣，傷
　　・痛み
　　・爪，毛髪の変化

HEENTシステム

頭：
　　・頭痛
　　・頭部外傷
　　・めまい
目：
　　・眼鏡およびコンタクトレンズ使用
　　・視力・視野
　　・複視
　　・発赤
　　・痛み
　　・白内障や緑内障の有無
耳：
　　・耳鳴り
　　・聴力変化
　　・痛み
　　・排出物
　　・副鼻腔の問題
鼻：
　　・鼻水

　　・Night sweats
Skin：
　　・Color change
　　・Rash
　　・Pruritus
　　・Bruise
　　・Sores
　　・Nail / hair change

HEENT system（Head, Eyes, Ears, Nose, Throatの頭文字）
Head：
　　・Headache
　　・Head injury
　　・Dizziness
Eyes：
　　・Glasses & Contact lenses
　　・Vision
　　・Double vision
　　・Redness
　　・Pain
　　・Cataract & Glaucoma
Ears：
　　・Tinnitus
　　・Hearing change
　　・Pain
　　・Discharge
　　・Sinus problem
Nose：
　　・Rhinorrhea

- ・鼻閉
- ・鼻血
- ・くしゃみ

咽頭（口）：
- ・痛み
- ・嗄声
- ・歯肉炎
- ・歯肉出血
- ・味覚変化
- ・入れ歯

頚部：
- ・腺腫脹，リンパ節腫脹
- ・痛み
- ・塊・腫瘤
- ・甲状腺腫大
- ・頚部硬直

乳部：
- ・しこり
- ・痛み
- ・排出物
- ・乳汁流出
- ・自己診察有無：毎月

肺（呼吸器系）：
- ・咳
- ・痰：色および量
- ・血痰
- ・呼吸困難
- ・ぜい鳴
- ・喘息・結核などの既往

循環器系：

- ・Obstruction
- ・Epistaxis
- ・Sneezing

Throat（Mouth）：
- ・Pain
- ・Hoarseness
- ・Gingivitis
- ・Bleeding gums
- ・Taste change
- ・Denture

Neck：
- ・Swollen glands or lymphonodes
- ・Pain
- ・Mass
- ・Goiter
- ・Stiffness

Breasts：
- ・Lump
- ・Pain
- ・Discharge
- ・Galactorrhea
- ・Self–examination

Resp（Respiratory system）：
- ・Cough
- ・Sputum
- ・Hemoptysis
- ・Dyspnea
- ・Wheeze
- ・Hx of Asthme / Tuberculosis

CV（Cardiovascular system）：

- 胸痛
- 動悸
- 夜間発作性呼吸困難
- 起坐呼吸
- 心雑音の既往

消化器系：
- 吐き気・嘔吐
- 嚥下困難
- 食欲
- 胸焼け
- 腹満感
- 吐血
- 下血
- 黒色便
- 下痢
- 便秘
- 腹痛
- 胆石などの胆嚢疾患，肝炎など肝臓病の既往
- 黄疸の有無

泌尿器系：
- 頻尿
- 多尿
- 夜間尿
- 排尿時痛
- ぜん延性排尿
- 排尿困難
- 尿閉
- 失禁
- 尿線変化

- Chest Pain
- Palpitation
- PND
- Orthopnea
- Murmur

GI（Gastrointestinal system）：
- Nausea / vomiting
- Trouble swallowing
- Appetite
- Heart burn
- Bloating sensation
- Hematemesis
- Melena / hematochezia
- Tarry or black stool
- Diarrhea
- Constipation
- Abdominal Pain
- Liver disease or Gallbladder trouble
- Jaundice

Urinary system：
- Frequency
- Polyuria
- Nocturia
- Pain
- Hesitancy
- Dysuria
- Retention
- Incontinence
- Flow Change

・血尿
　　・膿尿
　　・残尿感
　生殖器系：
　　男性：
　　・ヘルニア
　　・外尿道口からの排出物
　　・痛み
　　・睾丸痛や腫瘤
　　・コンドーム使用など
　　・HIV感染症を含めた性行為感染症の既往
　　女性：上記に加え，
　　・生理
　　・妊娠歴
　末梢循環系：
　　・間欠性跛行
　　・足の痙攣痛
　　・下肢静脈瘤
　　・血栓症の有無
　　・チアノーゼ
　　・浮腫
　骨格筋系：
　　・関節の痛み
　　・こわばり感
　　・可動域障害
　　・腫脹
　　・腰痛
　　など
　神経系：

・Hematuria
・Pyuria
・Residual sensation of urine

Genital system：
　Male：
　・Hernia
　・Discharge
　・Pain
　・Testicular pain or masses
　・Sexual Habit
　・Hx of Sexually Transmitted Diseases（include HIV infection）
　Female：
　・Menses
　・Pregnancy

Peripheral Vascular：
　・Intermittent claudication
　・Leg cramps
　・Varicose veins
　・Vein clots
　・Cyanosis
　・Edema

MS（musculoskeltal system）：
　・Pain
　・Stiffness
　・Limited Range Of Motion：ROM
　・Swelling
　・Lower Back Pain

Neuro（neurologic system）：

・失神	・Syncope
・痙攣	・Seizure
・麻痺	・Paralysis
・しびれ感	・Numbness
・感覚変化	・sensation change
・振戦	・Tremor
・歩行変化	・Gait change
血液系：	**Heme（hematologic system）：**
・出血傾向	・Bleeding
・貧血の有無	・Anemia
・輸血歴有無	・Transfusion
内分泌系：	**End（Endocrine system）：**
・多尿	・Polyuria
・夜間尿	・Nocturia
・温・寒不耐症	・Hot/Cold Intolerance
・眼球突出	・Exophthalmos
・多汗	・Excessive sweating
・口渇感	・Polydipsia
・発汗	・Diaphoresis
・靴下・指輪サイズの変化	・Change in shoe and ring size
精神系：	**Psychiatric：**
・記憶変化	・Memory change
・不安感	・Anxiety
・うつ	・Depression
・不眠	・Insomnia
・幻覚	・Delusion
・妄想	・Hallucination

12）身体所見　　　　Physical examination：PE

・できる限り包括的に　　・Be as comprehensive as possible

- 必要であればさらに詳しい診察所見を記載する

一般的な項目
1. バイタルサイン
2. 全身状態
3. 皮膚
4. 頭部・目・耳・鼻・咽頭および口腔内（HEENT）
5. 頸部
6. リンパ節
7. 乳房診察
8. 前後胸部，肺
9. 心臓
10. 腹部
11. 泌尿器系：肋脊角圧痛，生殖器診察
    （男性：陰茎，睾丸．女性：内診など）
12. 直腸診
13. 四肢
14. 末梢血管系
15. 骨格筋系：
    頭→足趾の順番で
16. 神経学的所見：
    a．意識状態
    b．脳神経
    c．運動機能系・筋力（歩行，協調運動，不随意運動，筋力や筋トーヌスなど）
    d．感覚系

- Include extended examination where indicated

1. Vital sign
2. General appearance
3. Skin
4. Head / Eye / Ear / Nose / Throat：HEENT
5. Neck
6. Lymph nodes
7. Breast exam（if appropriate）
8. Anterior & posterior thorax, and lungs
9. Heart
10. Abdomen
11. Genitourinary system：include CVA tenderness（costo-vertebral angle tenderness），genital exam（M：penis, testis. F：pelvic exam）
12. Rectal exam
13. Extremities
14. Peripheral vascular system
15. Musculoskeltal system：Head to Toe
16. Neurological Exam：
    a．Mental status
    b．Cranial Nerves
    c．Motor system（Gait, Coordination, Involuntary movements, Muscle strength and tone）
    d．Sensory system

e．反射（深部腱反射，足底反射，表在反射など）	e. Reflexes［Deep Tendon Reflexes（DTRs），Plantar response, Superficial reflexes］
13）検査結果	**Laboratory studies and diagnostic tests**
・血算，生化学，尿一般検査，X線検査，心電図，その他	・Develop a systemic order of reporting these, e.g., Complete Blood Count：CBC，chemistries，Urinalysis：UA，X-rays，EKG，other studies
14）問題点リスト	**Problem list**
診断学的，治療学的プランが必要なもの，患者の生活の質を障害する問題点はすべてリストする．今回入院した最も重要な問題点を一番にリストし，その後，重要度，重症度などを考え順に問題点をリストする．	A list of anything that requires diagnostic or therapeutic plans as well as those things that interfere with the patient's quality of life
15）問題点に対しての考察とその解決法	**Assessment and plan by problem**
アセスメントではまず一番考えられる鑑別疾患をあげ，その理由を述べる．その後，その他の鑑別疾患をあげ，陽性所見，陰性所見を述べる．ポイントは，プランは診断，治療プラン（必要なら患者教育プラン）に分けて記載する． 上記のポイントを踏まえ，リストした問題点1つ1つに対して，それぞれアセスメント・プランを立てる．	・Identify Differential diagnosis（DDx）．Then, identify the most likely Dx and why ・State the plan of action including further diagnostic tests, therapy and patient education

2章
よりよいプレゼンのための上手な情報収集法
―患者さんからどんな情報をどうやって集めるのか？

2．診療録記載の見本

　本稿では診療録の例とそのポイントを示す．この症例を基に「4章　症例プレゼンBefore・After」（p.95）に症例オーラルプレゼンテーションでの例をご紹介している．

　診療録はもれなく情報を記載するが，プレゼンは問題点を中心に簡潔に述べるという実例を見比べていただきたい．

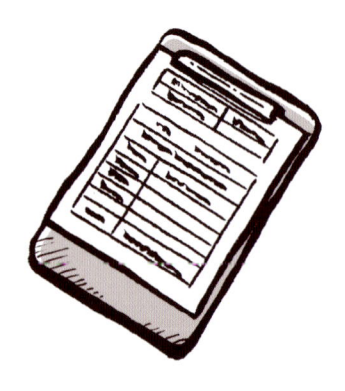

ADMISSION NOTE (1) HISTORY (1)

入院日：12/12　　診察日：12/12 午前8時半 ←❶

Name　山田　A男　　　　　Age　50　　Ⓜ：F　　Occupation　弁護士

CHIEF COMPLAINTS

前胸部痛

HISTORY OF PRESENT ILLNESS

50才男性．2型糖尿病．高血圧．喫煙歴あり．
❷→ 12月11日　昨夜まで特に異常なし．
　　本日12月12日朝4時頃テレビを見ている時に突然発症の前胸部痛を自覚．マーロックスを ←❹
❸→ 服用後30分で症状軽快．胸痛は前胸部押しつぶされるような圧迫感で悪心嘔吐，呼吸苦，
　　冷汗，動悸なし．症状の程度は7/10〜10/10まで増悪．
　　放散痛なし．特に増悪因子は認めなかった．
　　12月12日朝6時30分頃に，同様の前胸部痛が再発しマーロックス服用後20分間持続したた
　　め，救急車にて午前8時救急センター来院．救急センター到着時，胸痛は消失していた．←❺
　　心臓病の既往なく，過去に同様の胸痛はなし．
　　最近5日間乾性咳を認めたが，発熱なし．
　　食後胸やけの既往なし．　　　　　　　　　　　　　　　　　　　　　　　　　　　←❻
　　肺塞栓症のリスクファクター特に認めない．
　　最近いつもと変わらない健康状態であったが，離婚しストレスが増えた．

PATIENT PROFILE

Birth place：横浜 ←❼

Education：大学卒

Martial status：1カ月前に離婚

Religion：特になし

Socioeconomic situation：High

---

❶ 診察時間により所見が変化することも考えられるため，診察日には時間を含む
❷ 診療録記載では○月○日としてもよい
❸ 時間経過とともに述べる
❹ 痛みの10カ条忘れるな
❺ 徒歩・車で・救急車でなど来院のしかたである程度重症度が予測できる
❻ 問題点に関係しそうな陽性・陰性所見
❼ 出生地も重要となることがある

ADMISSION NOTE (2) HISTORY (2)

PAST HISTORY

Allergy：特になし

Medical illnesses：
- #1 2型糖尿病：10年前（40才）に診断．2000年まで経口血糖降下剤を使用していたが，2000年よりインスリン開始．コントロール良好で2003年11月 HbA1c 7.5．
 神経症：軽度振動覚低下あり．網膜症：非増殖性網膜症．2002年8月光凝固術施行．
 腎症：マイクロアルブミン尿陽性（2003年5月）
- #2 高血圧：10年前より
- #3 胃癌：2001年3月診断 Stage I $(T_1N_0M_0)$．胃全摘術＋術後化学療法2クール施行
- #4 化学療法後の一過性肝機能異常
- #5 胸部X線上肺気腫変化指摘 2002年

Hospitalizations：
① #3 の時
② 虫垂切除術時（2000年）
③ 扁桃腺摘出術（幼児期）

Operations and Injuries：
上記，外傷なし

Transfusions：なし

Serological status： Hepatitis B： Hepatitis C：
 HBsAg（−） HBsAb（−） HCVAb（−）
 HTLV-1： Syphilis： HIV：
 not checked （−） not checked

Alcohol：なし コカイン・マリファナ・IVドラッグ使用なし

Smoking：30 pack-year 紙巻たばこ1日1箱×30年間

Lifestyle：Diet：離婚前までは1日トータル1,800 kcal食事療法守っていたが，離婚後は外食多かった．

Exercise：週2回水泳（20分間/回）

Current medications：
ノルバスク 5mg 分1
フルイトラン 25mg 分1
ノボリン 30R 朝15単位 夕8単位 皮下注
ビタミンC 1日1錠・ウコン茶

---

❽ 症例オーラルプレゼンテーションで省いたこともれなくすべて記載
❾ 手術歴記載もれないように
❿ 生活歴は生活習慣病では重要になってくる
⓫ もれなく記載する．栄養剤，漢方薬も忘れずに！

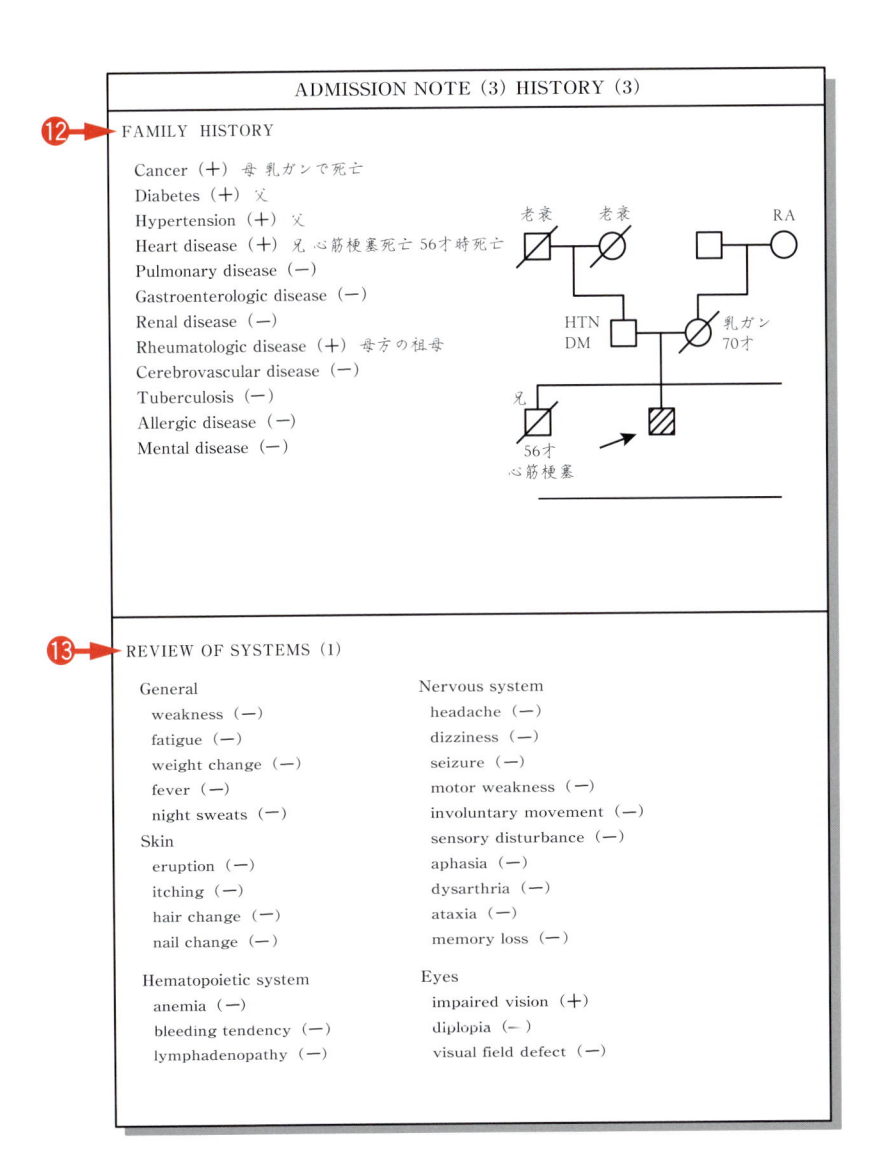

ADMISSION NOTE (3) HISTORY (3)

FAMILY HISTORY

　Cancer（＋）母 乳ガンで死亡
　Diabetes（＋）父
　Hypertension（＋）父
　Heart disease（＋）兄 心筋梗塞死亡 56才時死亡
　Pulmonary disease（－）
　Gastroenterologic disease（－）
　Renal disease（－）
　Rheumatologic disease（＋）母方の祖母
　Cerebrovascular disease（－）
　Tuberculosis（－）
　Allergic disease（－）
　Mental disease（－）

老衰　　老衰　　　　　RA
☒　　⦵　　　□　　○

　　　　　HTN　　⦵ 乳ガン
　　　　　DM　　　70才

兄
☒　　　☒
56才
心筋梗塞

REVIEW OF SYSTEMS (1)

　General
　　weakness（－）
　　fatigue（－）
　　weight change（－）
　　fever（－）
　　night sweats（－）
　Skin
　　eruption（－）
　　itching（－）
　　hair change（－）
　　nail change（－）
　Hematopoietic system
　　anemia（－）
　　bleeding tendency（－）
　　lymphadenopathy（－）

　Nervous system
　　headache（－）
　　dizziness（－）
　　seizure（－）
　　motor weakness（－）
　　involuntary movement（－）
　　sensory disturbance（－）
　　aphasia（－）
　　dysarthria（－）
　　ataxia（－）
　　memory loss（－）
　Eyes
　　impaired vision（＋）
　　diplopia（－）
　　visual field defect（－）

⓬ 家族歴は遺伝性疾患，若年発症冠動脈疾患などの際重要となる

⓭ 臓器システムレビューは覚えられるまで診療録をベッドサイドにもっていき１つ１つチェックしていくようにしたい．身体所見を取りながらROSを質問していくと時間短縮となる

ADMISSION NOTE (4) HISTORY

REVIEW OF SYSTEMS (2)

Ears
  impaired hearing (−)
  earache (−)
  tinnitus (+) 時々

Nose
  epistaxis (−)
  discharge (+) 1週間前より
  postnasal drip (−)
  hyposmia (−)

Mouth
  soreness (−)
  taste change (−)
  toothache (−)
  dental caries (−)

Throat
  sore throat (+) 1週間前より
  hoarseness (−)
  odynophagia (−)
  dysphagia (−)

Neck
  mass (−)
  goiter (−)
  neck pain (−)

Breasts
  mass (−)
  pain (−)
  discharge (−)

Musculoskeletal system
  myalgia (−)
  arthralgia (−)
  joint swelling (−)
  morning stiffness (−)

Respiratory system
  cough (+) 乾性5日前より
  sputum (−)
  hemoptysis (−)
  wheezing (−)
  dyspnea (−)

Cardiovascular system
  chest pain (+)
  palpitation (−)
  orthopnea (−)
  paroxysmal nocturnal dyspnea (−)
  claudication (−)
  Raynaud's phenomenon (−)

Gastrointestinal system
  anorexia (−)
  nausea or vomiting (−)
  diarrhea (−)
  hematemesis (−)
  tarry or bloody stool (−)
  constipation (+) 間欠的
  abdominal pain (−)

Genitourinary system
  dysuria (−)
  urinary frequency (−)
  gross hematuria (−)
  incontinence (−)
  polyuria (−)
  erectile dysfunction (−)
  testicular pain or mass (−)

Reproductive system
  para (   )
  last menstrual period (   )
  age of menarche and menopause (   )
  abnormal genital bleeding ( )
  infertility ( )
  use of contraception ( )

Endocrine system
  heat intolerance (−)
  cold intolerance (−)
  polydipsia (−)
  polyphagia (−)

Mental system
  mood disturbance (+) おこりっぽい
  psychiatric symptoms (−)

ADMISSION NOTE (5) PHYSICAL EXAMINATION (1)

Vital signs
　blood pressure : 160/80
　　arm : Rt 160/80　　Lt 160/80
　　leg : Rt ①
　　auscultatory gap ( )
　heart rate : 90　(reg) or irreg
　respiratory rate : 16
　tempareture : 36.6
　height : 172 cm
　weight : 63 kg
　body mass index : 21.3

General appearance : 軽度苦悶様　← ⑭
Nutritional status : 良好
Mental status : 見当識良好　← ⑮
consciousness level : 清明
Glasgow coma scale : E 4　V 5　M 6　(15)
cognitive function : 正常

Skin
　color : チアノーゼ なし
　moisture : ⊕ 発汗
　hair : ＿＿＿＿＿＿＿
　nail : ｝正常
　skin eruption (−) ;
　edema (−) ; pitting or non-pitting
　vascular spider (−)　palmar erythema (−)
　clubbing (−)　fungal infection (−)　scabies (−)

Head
　appearance : 正常
　size : 正常
　alopecia (−) ;
　scalp tenderness (−)

Face
　appearance : 不安傾向あり
　color : 正常
　Hippocrates face (−)　masked face (−)
　moon face (−)　acromegalic face (−)

Eyes
　brows : ｝正常
　lids :
　conjunctive : 黄疸・貧血なし
　cornea : 混濁なし
　pupils : 左＝右　正円 2.5 mm
　optic fundi : 乳頭浮腫なし
　lid lag (−)　exophthalmos (−)
　anemia (−)　jaundice (−)
　conjunctival suffusion (−)
　arcus senilis (−)
　Kaiser-Fleischer ring (−)
　Argyll-Robertson pupil (−)

Ears　異常認めない
　auricle :
　ear drum :
　hearing :
　earlobe crease ( )
　Weber test ( )
　Rinne test ( )

Nose　鼻出血なし
　appearance :
　mucosa : 異常なし

⑭ 身体所見では自分にしかわからない略語
　を使うのは避ける
⑮ 読めるように丁寧な記載！

ADMISSION NOTE (6) PHYSICAL EXAMINATION (2)

Mouth
　lips：＿＿＿チアノーゼなし＿＿＿＿　cheilitis（−）　herpes labialis（−）
　teeth：＿＿＿虫歯なし＿＿＿＿＿　denture（−）
　gingiva：＿＿＿腫脹なし＿＿＿＿　gingival hypertrophy（−）
　tongue：＿古苔，蒼明なものなし＿　stomatilis（−）
　oral mucosa：＿＿異常なし＿＿＿　aphthous ulcer（−）　　　　　　　Neck

Throat
　tonsil：腫大なし　　　　　　　　　pharynx（発赤なし）

Neck
　lymphnode：＿認めず＿＿＿＿＿　salivary gland：＿正常＿＿＿＿
　thyroid：＿＿腫大なし＿＿＿＿　goiter（−）　thyroid bruit（−）
　jugular venous pressure：　7　cm　hepatojugular reflux（−）venous hum（−）
　carotid upstroke：正常　　　　　　carotid bruit（−）　Kussmaul's sign（−）

Chest
　chest wall：変形なし　　　　barrel chest（−）pigeon chest（−）funnel chest（−）
　breasts：腫瘤・分泌物なし　　　　　　breasts mass（−）breast tenderness（−）
　trachea：偏位なし　　　short trachea（−）strap muscle hypertrophy（−）
　respiratory motion：左右差なし　　lung percussion：正常
　breath sound：左右差なし　　　　laterality（−）
　stridor（−）　wheeze（−）；grade
　crackle（−）；phase
　rhonchi（−）　friction rub（−）
　leathery crepitation（−）tubular breath sound（−）
　tactile fremitus：正常
　vocal resonance：正常

Heart
　PMI：外側前腋窩線上に偏位
　　　localization：指診にて1.5cm
　parasternal heave：＿なし＿
　heart sound：S1＋　S2＋　S3（ ）S4（ ）
　　S2 splitting（−）A2　　P2　規則的
　　opening snap（−）click（−）
　heart murmur（−）thrill（−）
　　systolic：　　　diastolic：
　　friction rub（−）

　　pulsus paradoxus（−）pulsus alternans（−）

✖ PMI偏位

⑯ 簡単な図を書いてもわかりやすくなる
⑰ 45°座位にて胸骨角より
⑱ 図に記載するとわかりやすい

ADMISSION NOTE (7) PHYSICAL EXAMINATION (3)

❶⟶ Abdomen
    shape：__正常__　bowel sound：__正常__
    muscle guarding（－）　tenderness（－）
    rebound tenderness（－）　knock pain（－）
    palpable mass（－）
    hepatomegaly（－）
    splenomegaly（－）
    shifting dullness（－）　fluid wave（－）
    abdominal bruit（－）

(約 3 cm) ⟵ ❷
手術痕(虫垂炎)

Back
    vertebra：__変形なし__
    tenderness（－）　knock pain（－）　decubitus ulcer（－）　buffalo hump（－）

Rectal examination
    prostate：弾性軟　tenderness：⊖　sphincter tonus：正常
    mass（－）；　fecal occult blood test：orthotoluidin（－）guaiac（－）

Genitalia　正常
    (male) penis：_____　scrotum：_____　testis：_____
    (female) labia：_____　vagina：_____　cervix：_____
    uterus：_____　adnexa：_____　cervical motion tenderness（　）

Extremities
    joints：__腫脹なし__
    deformity（－）　muscle washing（－）　edema（－）　femoral bruit（－）
    peripheral pulse

	radial	femoral	popliteal	dorsal pedis	post tibial
right	＋	＋	＋	＋	＋
left	＋	＋	＋	＋	＋

    ankle pressure index： 1.2

Superficial Lymphnodes
    submandibular：
    cervical：
    supraclavicular：　　　触知せず
    axillary：
    inguinal：

❶ 腹部は基本だが，視診，聴診，触診を含む
❷ 図を使うとわかりやすい

ADMISSION NOTE (8) PHYSICAL EXAMINATION (4)

㉑ Neurological examination

consciousness：(alert,) drowsy, stupor, comatose
orientaton (time) (location) (person)
memory： ╴╴╴╴ retrograde amnesia (－) anterograde amnesia (－)
speech： 正常 ╴╴╴╴ aphasia (－) dysarthria (－)
agnosia (－) apraxia (－) acalculia (－) dyslexia (－)

meningeal sign   optic fundi： 乳頭浮腫なし
 nuchal rigidity (－)
 Kernig sign (－)
 Brudzinski sign (－)

handedness (Rt,) Lt, Both   motor system
　　　　　　　　　　　　　　　　spasticity (－)　rigidity (－)
cranial nerves 異常なし　　　muscular atrophy (－)
 1. olfactory ＿＿＿＿＿＿＿ muscle power　muscle tonus
 2. optic ＿＿＿＿＿＿＿＿＿
 3. oculomotor ＿＿＿＿＿＿ | 5 | 5 |　　| → | → |
 4. trochlear ＿＿＿＿＿＿＿ | 5 | 5 |　　| → | → |
 5. trigeminal ＿＿＿＿＿＿
 6. abducens ＿＿＿＿＿＿＿   involuntary movement (－)
 7. facial ＿＿＿＿＿＿＿＿＿
 8. vestibulocochlear ＿＿＿   sensory system
 9. glossopharyngeal ＿＿＿   pain：
 10. vagus ＿＿＿＿＿＿＿＿   temperature： ⎫
 11. accessory ＿＿＿＿＿＿   touch：   ⎬ 正常
 12. hypoglossal ＿＿＿＿＿   vibration： 下肢末梢にて低下
                               position： 正常

coordination   reflexes：
 finger to nose：╴╴⎫
 diadochokinesis： ⎬ 正常
 heel to knee：╴╴╴⎭

balance and gait： 正常

　　　　　　　　　　　　　pathological reflexes： なし

❷① 神経所見に関しては状況に応じて非常に詳しく行なう場合と最小限にとどめる場合がある

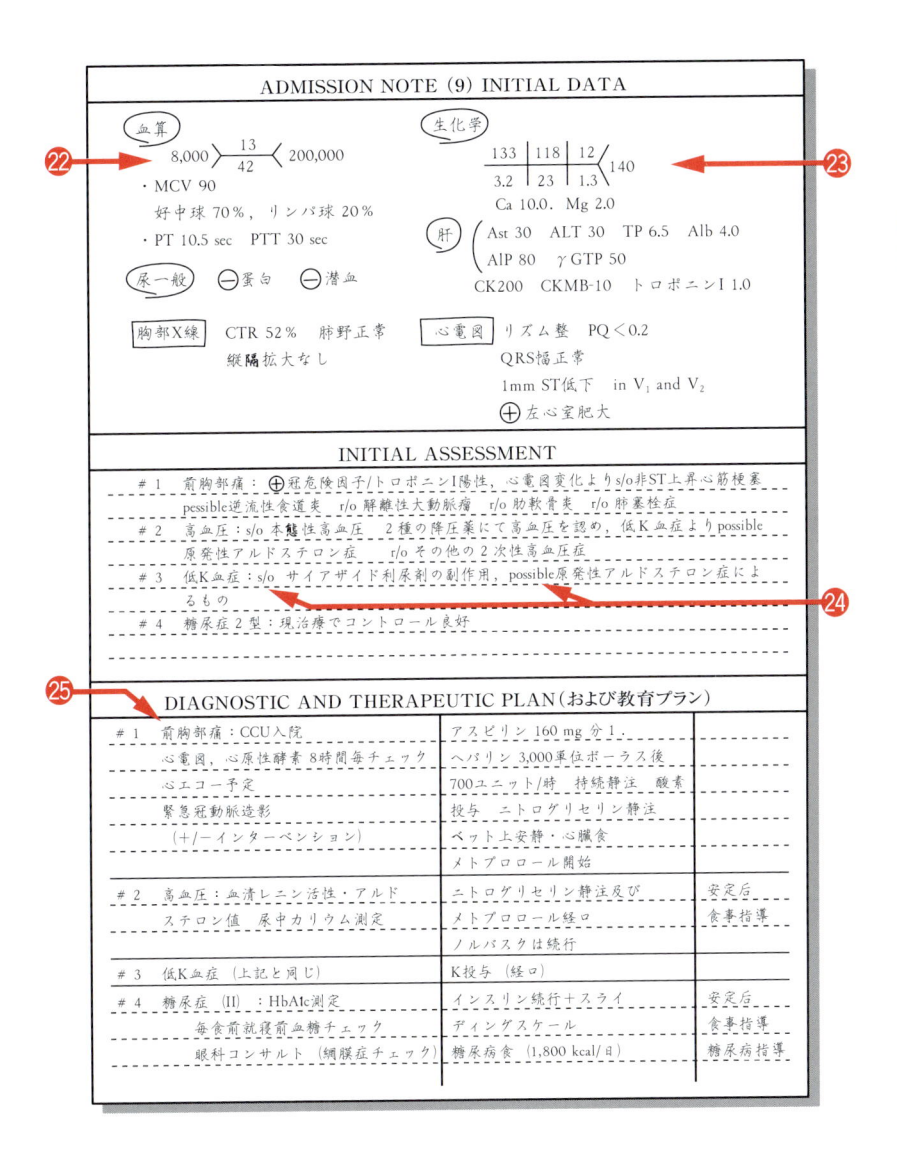

ADMISSION NOTE (9) INITIAL DATA

㉒ (血算) 8,000 $\rangle$ 13/42 $\langle$ 200,000

・MCV 90
好中球 70％，リンパ球 20％
・PT 10.5 sec　PTT 30 sec

(尿一般) ⊖蛋白　⊖潜血

(胸部X線) CTR 52％　肺野正常
　　　　　縦隔拡大なし

(生化学) 133｜118｜12 $\rangle$ 140　㉓
　　　　 3.2｜ 23 ｜1.3
Ca 10.0．Mg 2.0

(肝) Ast 30　ALT 30　TP 6.5　Alb 4.0
　　 AlP 80　γGTP 50
CK200　CKMB-10　トロポニンI 1.0

(心電図) リズム整　PQ＜0.2
　　　　 QRS幅正常
　　　　 1mm ST低下　in V_1 and V_2
　　　　 ⊕左心室肥大

INITIAL ASSESSMENT

#1　前胸部痛：⊕冠危険因子/トロポニンI陽性，心電図変化よりs/o非ST上昇心筋梗塞
　　possible逆流性食道炎　r/o解離性大動脈瘤　r/o胸軟骨炎　r/o肺塞栓症
#2　高血圧：s/o本態性高血圧　2種の降圧薬にて高血圧を認め，低K血症よりpossible
　　原発性アルドステロン症　r/oその他の2次性高血圧症
#3　低K血症：s/oサイアザイド利尿剤の副作用，possible原発性アルドステロン症によ ㉔
　　るもの
#4　糖尿病2型：現治療でコントロール良好

㉕ DIAGNOSTIC AND THERAPEUTIC PLAN（および教育プラン）

#1	前胸部痛：CCU入院	アスピリン160 mg分1．	
	心電図，心原性酵素 8時間毎チェック	ヘパリン 3,000単位ボーラス後	
	心エコー予定	700ユニット/時　持続静注　酸素	
	緊急冠動脈造影	投与　ニトログリセリン静注	
	（＋/－インターベンション）	ベット上安静・心臓食	
		メトプロロール開始	
#2	高血圧：血清レニン活性・アルド	ニトログリセリン静注及び	安定后
	ステロン値　尿中カリウム測定	メトプロロール経口	食事指導
		ノルバスクは続行	
#3	低K血症（上記と同じ）	K投与（経口）	
#4	糖尿病（II）：HbA1c測定	インスリン続行＋スライ	安定后
	毎食前就寝前血糖チェック	ディングスケール	食事指導
	眼科コンサルト（網膜症チェック）	糖尿病食（1,800 kcal/日）	糖尿病指導

㉒ 米国式検査値記載法

WBC $\rangle$ Hb/Ht $\langle$ Plt　を書く

㉓ Na｜Cl｜BUN $\rangle$ Glucose
　 K ｜HCO3｜Cr

㉔ アセスメント時使う略語：自分の考える可能性の割合
suspect of（s/o）：80〜90％（最も疑う）
probable：50〜80％
possible：25〜50％

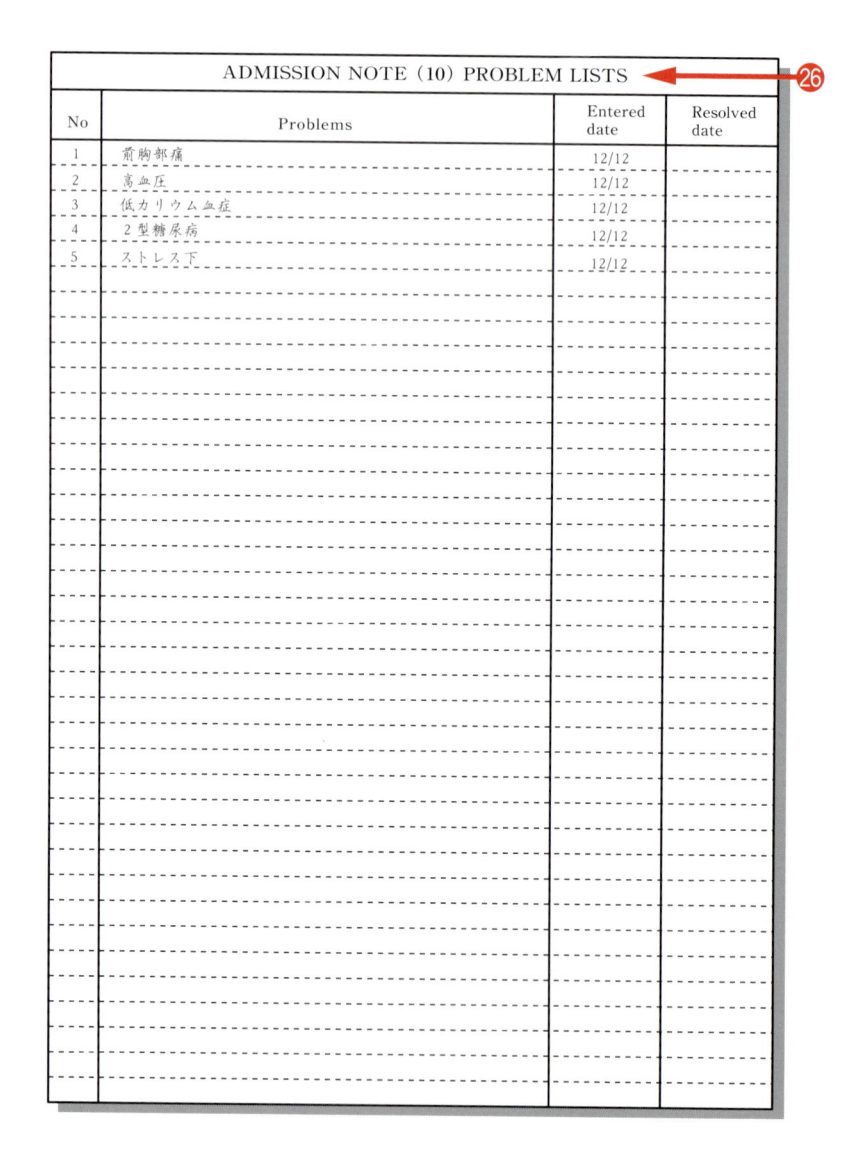

ADMISSION NOTE (10) PROBLEM LISTS				←❷⓺
No	Problems		Entered date	Resolved date
1	前胸部痛		12/12	
2	高血圧		12/12	
3	低カリウム血症		12/12	
4	2型糖尿病		12/12	
5	ストレス下		12/12	

rule out（r/o）＜25%（可能性低い）
　（参考：診断が確定している場合，診断名をプロブレムリストに書く）

❷⓹ それぞれのアセスメントに対してプランを①診断学的，②治療学的，③教育的の3つに分けて表にしてもよい

❷⓺ 保険請求にも重要である

〔診療録は徳田安春先生（沖縄県立中部病院総合診療内科）より提供していただきました〕

2章 よりよいプレゼンのための上手な情報収集法
― 患者さんからどんな情報をどうやって集めるのか？

3. ちょっと変わったベッドサイドでの診察法

『病歴と身体所見だけで疾患の診断は8割方つく』

Dr. Lawrence M. Tierneyの言葉より

　基本的診察法に関しては成書にゆずり（「2章-1　効果的な症例オーラルプレゼンテーションのための準備」p.23参照），本稿ではちょっと変わった診察法を紹介する．

　例えば救急室での勤務中，診察時に患者がすでにガウンに着替えて，時計などの携帯品をすべてはずされているのに気づきませんか？　診察時間の短縮のために行なわれているのであろう，この洋服や指輪などの装飾品，携帯品の処理により，われわれは，貴重な診断のチャンスを逃していることがある．忙しい日常診療のなかで軽視されやすく，忘れられがちな**"患者観察"は，重要な身体所見の一つ**である．病歴をとりにくい中毒患者，精神科の興奮状態や意識障害の患者などでは，"患者観察"が非常に重要となるのは言うまでもなく，病歴を十分に取ることのできる患者さんにおいても同様である．以下に述べるポイントをぜひ押さえていただきたい．

⭐1 衣　類

1 服　装

　患者の服装"身だしなみ"により，ある程度の経済状態，文化的背景，健康状態を推測することができる．例えば，昼間の救急診察室に外出着で来院されている患者においては"急性"であることが多く，その一方，パジャマなどで来院されている場合は"慢性"，と推測できる．

　何度も入院経験がある患者は，スーツケースを病院に持ち込み，その中には着替え，日常用具をすでに準備し，いつでも入院できる状態で来院するこ

とがある．これを"スーツケースサイン陽性"という．

　高級スーツの襟がよれているようなときは，最近経済的な困難があると推測できる．

　衣類がすべて外国製品であるようなときには，アメリカでは最近移民してきた者，あるいは，最近の旅行歴などが推測される．

　作業着を着ている患者，スーツを着ている患者など，衣類によりある程度患者さんの職業を特定できる．

　ネクタイの模様（ヨット柄，ゴルフ柄など）から患者の趣味・道楽を特定できることもある．

　女性が首にスカーフを巻いているときには，必ずスカーフをとって観察しよう．甲状腺切除術のあとを隠しているかもしれない．また，大きな帽子をかぶっているときには，日光過敏症があるのでは？と推測する．

　洋服に，ボタンにかわりチャックが多く見られるとき，関節炎の進行，運動性疾患により手指の動作困難があるのではと推測する．

　少し滑稽な服装の色の組み合わせをしている場合，ファッションであることもあるが，色覚異常があるのではとも推測できる．

　服装にもともと気を配らない者もいるが，病気になるとやはり服装に気を配ることが困難になるため，**"身だしなみ"は非常に重要な"身体所見"**となる．女性が朝方，きれいな身なりで来院したとき，徐々に進行した慢性疾患というよりは，急性の入院が必要な状態であることが多い．

　一般的に，現在着用している洋服サイズから，最近の体重変化を推測できることがある（例：ベルトが緩んでいる→最近の体重減少）．

　季節はずれな厚着をしているとき，甲状腺機能低下症を疑い，それとは逆に，季節はずれな薄着をしているとき，甲状腺機能亢進症を疑う．

　洋服が疾患の原因となることもある．例えば，老人の極度の厚着は，熱中症の原因となることがあり，その逆に，極度の薄着は，低体温症の原因となることがある．

2 洋服の汚れ

　救急室などで，意識障害の患者さんの診察時に，**洋服の汚れ**は非常に重要

◆服装

○昼間の救急診察室に外出着で来院	⇒急性が多い
○パジャマなどで来院	⇒慢性と推測
○いつでも入院できる状態でスーツケースを病院に持ち込む	⇒何度も入院経験がある．"スーツケースサイン陽性"
○高級スーツの襟がよれている	⇒最近経済的な困難があると推測
○衣類がすべて外国製品	⇒最近移民してきたもの，あるいは，最近の旅行歴などが推測
○作業着を着ている患者，スーツを着ている患者	⇒ある程度患者の職業を特定
○ネクタイの模様（ヨット柄，ゴルフ柄など）	⇒患者の趣味・道楽を特定
○女性が首にスカーフを巻いている	⇒甲状腺切除術のあとを隠してしるかもしれない
○大きな帽子をかぶっている	⇒日光過敏症を推測
○洋服にチャックが多い	⇒関節炎の進行，運動性疾患により手指の動作困難があるのではと推測
○少し滑稽な色の組み合わせの服装	⇒ファッションか，色覚異常があるのではとも推測
○女性が朝方，きれいな身なりで来院	⇒急性の入院が必要な状態であることが多い
○ベルトが緩んでいる	⇒最近の体重減少
○季節はずれな厚着	⇒甲状腺機能低下症を疑う
○季節はずれな薄着	⇒甲状腺機能亢進症を疑う

2章　よりよいプレゼンのための上手な情報収集法

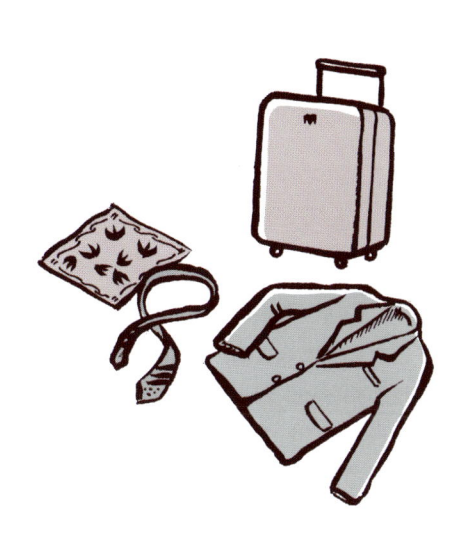

◆ **洋服の汚れ**

○洋服に嘔吐物による汚れがある	
コーヒー残渣様色/鮮紅色/ 　　グアヤック反応 陽性	⇒消化管出血
コーヒー残渣様色/鮮紅色/ 　　グアヤック反応 陰性	⇒血液ではなくイチゴ，トマトなどの嘔吐による赤いしみであることもある

◆ **下着の汚れ**

○黒色便	⇒消化管出血を疑うのに十分．その他，鉄剤の服用，ブラックチェリー摂取後など
○赤色尿	⇒血尿，ポルフィリン症，抗結核薬リファンピンの服用，ピリジウム（pyridium）服用，フェノールフタレイン，アニリン染料の服用など
○黒色尿	⇒アルカプトン尿症
○茶色尿	⇒ヘモグロビン尿，ミオグロビン尿，メトヘモグロビン尿，ビリルビン尿，フェノール・クレゾールなどの服用
○緑色・青色尿	⇒緑膿菌感染症およびインジゴカルミン・フェノール・メチレンブルーなどの服用
○乳児のオムツに橙色の結晶の付着	⇒尿酸尿としてLesch-Nyhan症候群の診断のきっかけとなる

な情報となる．

　血液が付着しているときは，出血の原因・場所を特定するように診察・検査を進める．嘔吐物による汚れがある場合，消化管出血によるコーヒー残渣様色，鮮紅色はよく知られているところである．その他，血液ではなくイチゴ，トマトなどの嘔吐による赤いしみであることもあるため，グアヤック反応を必ずチェックする．

3 下着の汚れ

　下着に関しても，**糞便，尿により汚れている**とき，診断の助けとなることがある．検体が取れないときにはこの下着についている糞便，尿から検査を行うこともできる（グアヤック検査など）．糞便，尿の色，臭いを注意深く観察する．尿失禁を診断することにより，痙攣と失神の鑑別の助けになることもある．便の色に関しては，例えば黒色便のときには，消化管出血を疑うのに十分であり，その他，鉄剤の服用，ブラックチェリー摂取後なども鑑別に

あがる．尿の色に関しては，以下を参考にされたい．
　赤色尿のときは，鑑別としては血尿，ポルフィリン症，抗結核薬リファンピンの服用，ピリジウム（pyridium）服用，フェノールフタレイン，アニリン染料の服用などがあげられる．
　黒色尿では，アルカプトン尿症を考える．
　茶色尿では，鑑別として，ヘモグロビン尿，ミオグロビン尿，メトヘモグロビン尿，ビリルビン尿，フェノール・クレゾールなどの服用があげられる．
　特に緑色・青色尿の鑑別としては，緑膿菌感染症および，インジゴカルミン・フェノール・メチレンブルーなどの服用があげられる．
　乳児のオムツに橙色の結晶の付着は，尿酸尿として，Lesch-Nyhan症候群の診断のきっかけとなる．

4 ハンカチ・ティッシュ

　ハンカチ・ティッシュなどについた**痰や涙の色，臭い**なども診断の助けとなる．黄疸疾患では，黄色になる．緑色痰では緑膿菌感染症，鉄錆様痰では，肺炎球菌など，赤色では結核，肺癌などの鑑別があげられる．その他，赤色痰・涙・唾液・汗を起こすものとして，抗結核薬リファンピンの服用があげられる．その他嫌気性菌肺炎では，便・魚臭の痰を出すこともある．ハンカチを顔面につけ発汗の有無を確認することで，ホルネル症候群の診断の助けとなる．

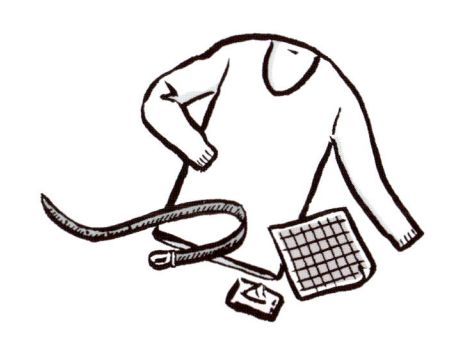

◆ハンカチ・ティッシュについた痰や涙の色，臭い	
○黄色涙	⇒黄疸疾患
○緑色痰	⇒緑膿菌感染症
○鉄錆様痰	⇒肺炎球菌
○赤色痰	⇒結核，肺癌など
○赤色痰・涙・唾液・汗	⇒抗結核薬リファンピンの服用
○便・魚臭の痰	⇒嫌気性菌肺炎
◆靴	
○片方だけサンダルの患者	⇒関節炎，外傷，痛風，足底豆など考える
○靴ひもが緩められている	⇒足の浮腫，炎症などを疑う
○靴底の磨り減り方	⇒部分片麻痺患者の麻痺側を特定できる
◆ベルト	
○通常より大きなベルトの穴を使用	⇒腹囲増加，とくに腹水の出現あるいは増悪，体重増加などを考える
○小さいサイズの穴を使用	⇒体重減少などを疑う

5 靴

　靴の観察も非常に重要である．片方だけサンダルの患者さんを診たら，関節炎，外傷，痛風，足底豆などを考える．靴ひもが締められていなく，緩められているときには，足の浮腫，炎症などを疑う．靴底の磨り減り方を見ることにより，部分片麻痺患者の麻痺側を特定できる．

6 ベルト

　通常より1つ大きなベルトの穴を使用していた場合，腹囲増加，とくに腹水の出現あるいは増悪，体重増加などを考えるが，小さいサイズの穴を使用しているときは，体重減少などを疑う．

2 装飾品（宝石類）

1 指　輪

　着けている**宝石の数や質から，その患者さんの経済状態を推測できる**ことがある．最近婚約・結婚したときの指輪にはみな気がつくが，自殺企図で来院したうつ病患者の，最近離婚したサインを示す左薬指の指輪の日焼け痕には皆気づかない．

◆指輪
- 自殺企図で来院したうつ病患者の左薬指の指輪の日焼け痕　⇒最近離婚したサイン
- 緩くなった指輪　⇒体重減少など
- きつすぎる指輪　⇒浮腫，末端肥大症など
- 高校や大学などの卒業記念指輪　⇒患者の教育レベルが推測できることもある

◆その他装飾品
- ネクタイピン，メダルなどの刻印　⇒患者さんの趣味，教育レベル，さらには職業までわかることがある
- ネックレスやメダル　⇒患者の属する宗教団体がわかることもある
- 腕時計の文字が大きい　⇒視力減退を疑わせる

　緩くなった指輪から体重減少を，その逆に，きつすぎる指輪から，浮腫，末端肥大症などを考える．

　また，高校や大学などの卒業記念指輪などから患者さんの教育レベルが推測できることもある．

2 その他の装飾品

　ネクタイピン，メダルなどの刻印から，患者さんの趣味，教育レベル，さらには職業までわかることがある．ネックレスやメダルからその人の属する宗教団体がわかることもある．

　腕時計の文字が大きい場合，視力減退を疑わせる．

★3 その他

1 ポケットの中の財布や手紙

　救急室で意識障害患者を診たとき，**"財布生検：Wallet Biopsy"** は診断の助けとなることがある．自分の病気の情報，外来診察の診察券や予約状況，患者さんが属す病気に関する組織の情報を書いたカードを持っていることもある．患者さんの名前，連絡先など，そのカードから得た情報より，身元を判明できる．糖尿病患者でインスリンを服用している患者さんでは，ポケットにキャンディーをたくさん入れていることもある．ポケットからタバコを見つけることにより，慢性呼吸不全，肺がん，口腔内がんなどを疑うことも

◆ポケットの中の財布や手紙

○ポケットにたくさんのキャンディー	⇒糖尿病患者でインスリンを服用しているかもしれない
○ポケットからタバコ	⇒慢性呼吸不全，肺がん，口腔内がんなどを疑う
○手紙やノートの直筆	⇒パーキンソン病の診断ができることもある
○領収書の時間	⇒患者がそのとき，何をしていたかがわかる
○酒屋のレシートが多数入っている	⇒アルコール依存症も考える
○旅行チケットやホテル・航空会社のカード	⇒患者が旅行好きで，最近どこに旅行したかを知ることができる
○運転免許証の写真	⇒発行された頃の状態を見ることでき，その写真と現在を比べることにより，末端肥大症の診断の助けになることもある
○家族との写真	⇒情報提供者を見つけることができる
○ペットや狩猟，釣りのライセンス	⇒人畜共通感染症を疑うきっかけとなることもある

できる．

　ポケットに入っている手紙やノートの直筆を見ることにより，パーキンソン病の診断ができることもある．領収書の時間を見ることでその患者さんがそのとき何をしていたかがわかる．酒屋のレシートが多数入っていた場合，おそらくアルコール依存症も考えるであろう．旅行チケットや，ホテル・航空会社のカードは，その患者さんが旅行好きで，最近どこに旅行したかを知ることができる．運転免許証も情報を提供してくれる．写真を見ることにより，発行された頃の状態を見ることでき，その写真と現在を比べることによ

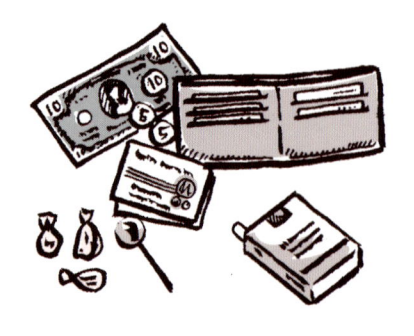

◆化　粧
○女性がきちんと化粧をしている　　⇒比較的健康状態は良好であったか，あるいは改
　　　　　　　　　　　　　　　　　　　善傾向であることが多い
○眉墨をたくさん使い眉毛の脱毛　　⇒脱毛を起こす疾患，甲状腺機能低下症，全身性
　を隠す　　　　　　　　　　　　　　ループスエリテマトーザス（Systemic Lupus
　　　　　　　　　　　　　　　　　　　Erythematosus：SLE），梅毒など
○半側のみ化粧　　　　　　　　　　⇒脳梗塞後半側失認患者の可能性
○奇妙で過度な化粧　　　　　　　　⇒比較的保守的ではない性格，職業であることが
　　　　　　　　　　　　　　　　　　　あり，精神障害がある場合もある
○かつらの使用　　　　　　　　　　⇒脱毛を起こす疾患，癌化学療法後などと推測
○爪の根元からマニキュアまでの距離
　（1日で約0.1 mm爪は伸びる）　　⇒何日間患者さんの状態が悪かったか推測

り，末端肥大症の診断の助けになることもある．家族との写真を見つけることにより情報提供者を見つけることができる．ペットや狩猟，釣りのライセンスを見つけることにより人畜共通感染症を疑うきっかけとなることもある．

2 化　粧

　一般的に，女性がきちんと化粧をしている場合，比較的健康状態は良好であったか，あるいは，改善傾向であることが多い．眉墨をたくさん使い眉毛の脱毛を隠すこともある．脱毛を起こす疾患として，甲状腺機能低下症，全身性ループスエリテマトーザス（Systemic Lupus Erythematosus：SLE），梅毒などがあげられる．

　脳梗塞後半側失認患者では，半側のみ化粧が行なわれることもある．奇妙で，過度な化粧をする場合，比較的保守的ではない性格，職業であることがあり，精神障害がある場合もある．かつらの使用から，脱毛を起こす疾患，癌化学療法後などと推測することができる．指爪からも情報が得られる．一般的に1日で約0.1 mm爪は伸びるため，爪の根元からマニキュアまでの距離を計ることで何日間患者さんの状態が悪かったか推測することもできる．

3 ベッドサイドテーブル

　病棟に出た医学生，研修医はおそらくベッドサイドに置かれた温度板，抗生物質や静脈点滴のボトルはしっかり見るであろう．ただ，もう少し注意深

◆ベッドサイドテーブル
- 雑誌，本 ⇒患者さんの教育レベルがわかる
- 家族の写真やお見舞いカード ⇒長期入院患者であることが多い
- ヘアーブラシについている毛髪の量 ⇒ストレスや病気がわかる
- 入れ歯のニコチン色の変色 ⇒長期の喫煙
- 老人で入れ歯のサイズ不具合 ⇒体重減少・食指不振の原因ともなる

◆臭い
- 甘い芳香臭 ⇒糖尿病性ケトアシドーシス
- かび臭い少し甘い臭い ⇒肝不全
- 尿臭 ⇒腎不全・尿毒症患者
- 口臭が"生臭い魚臭" ⇒腸閉塞，肺膿瘍患者．嫌気性菌感染を疑わせる
- ビターアーモンド臭 ⇒青酸カリ中毒
- 果物臭 ⇒抱水クロラール・パラアルデヒド中毒
- ガーリック臭 ⇒黄リン・ヒ素・テルル・セレニウム中毒

く観察しよう．ベッドサイドのテーブルに置かれている雑誌，本から患者さんの教育レベルがわかる．家族の写真や，お見舞いカードなどが置かれている場合，長期入院患者であることが多い．ヘアーブラシについている毛髪の量を見ることでストレスや病気を知ることができる．入れ歯を観察し，ニコチン色の変色は，長期の喫煙を示す．また，老人で入れ歯のサイズ不具合は，それだけで体重減少・食指不振の原因ともなる．

4 臭い

　患者さんの臭いも非常に重要である．よく知られているのが，糖尿病性ケトアシドーシスの甘い芳香臭があり，この臭いに気づき，意識障害患者の診察室に入るだけで診断をくだした指導医もいる．その他，肝不全のかび臭い少し甘い臭い．腎不全・尿毒症患者の尿臭．腸閉塞，肺膿瘍患者の口臭は"生臭い魚臭"と例えられ，嫌気性菌感染を疑わせる．

　その他，青酸カリ中毒でのビターアーモンド臭，抱水クロラール・パラアルデヒド中毒での果物臭，黄リン・ヒ素・テルル・セレニウム中毒でのガーリック臭などがある．

4. 診察法・患者シミュレーションなど便利なウェブサイト

　診察法に関しては「2章-1　効果的な症例オーラルプレゼンテーションのための準備」（p.23）にあげた参考図書以外にも，以下のようなウェブサイトでも知ることができる（一部有料）．シミュレーションや写真にて基本的身体所見法を紹介しており大変有用である．

The Virtual Hospital
　　http://www.vh.org/

　アイオワ大学の非常に勉強になるサイト．症例のシミュレーションからさまざまな情報が載っている．

The R.A.L.E. Repository
　　http://www.rale.ca/

　カナダで開発されたサイトで，実際に正常呼吸音からさまざまな異常雑音が聞ける．また，異常心音なども聞くことができる．

Guide to Clinical Preventive Services, by the US Preventive Task Force, online version
　　http://text.nlm.nih.gov/

　予防医学的なガイドラインをさまざまな項目から紹介．

Medical Media System
　　http://www.medicalmediasystems.com/
1. Techniques of physical diagnosis- a visual approach
2. Effective retinal diagnosis

3. The living Atlas of Medicine

基本的身体所見法を写真で紹介．Videoを購入する（有料）．網膜所見，心音などのビデオがある．

🎞 The Joint Exam and You

University of Texas, Southwestern Medical Center at Dallas，膠原病科により，作成された骨，筋肉，関節診察法ビデオ．

5323 Harry Hines Boulevard, Dallas TX 75390-8884

Email：Valerie.branch@email.swmed.edu

💻 RamEx Ars Medica社のホームページ

http://www.ramex.com/

CD-ROM，Video，カセット，スライドなどで，診察法，心音呼吸音などさまざまな，ソフトが購入できる．

研修後どうするの？ 自分にとって最良の道とは？

医学部卒業，初期研修，後期研修，大学院における博士号取得…，その後どうしますか？

日々，複雑な病気を診てどのように診断・治療していくかを考えているとは思いますが，自分の将来のプランに関して考える時間はありますか？ 自分を生かすポジションは必ずあります．以下のことを少し考えてみてください．

① 自分のおかれている私生活環境について分析する
② 自分のおかれている仕事の環境について分析する
③ 就職可能なポジションを探す
④ 自分にあう特別なポジションを探す
⑤ 仕事内容や条件面の交渉

ここで①，②について少し触れてみたいと思います．

① 自分のおかれている私生活環境について分析する

大きな視点で考えてください．他の仕事場にまた移ってもいいですか？ 大家族に憧れていますか？ 趣味をもっともっと楽しみたいですか？ 研究などアカデミックな時間を増やしたいですか？ あるいは減らしたいですか？ 大学などのアカデミック機関，あるいは地域病院，開業などさまざまな選択肢があると思います．

どこに住みたいですか？ それがどれぐらい重要ですか？ どのくらい家族と一緒に過ごす時間が欲しいですか？ その時間をどのように過ごしたいですか？

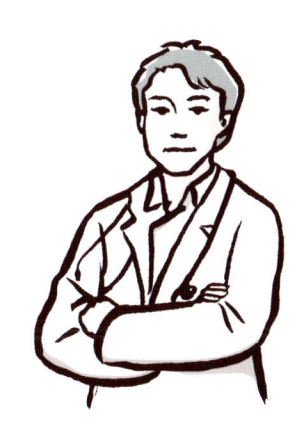

Column

自分に正直になってください．自分以外，誰もそれを決めることはできません．

② 自分のおかれている仕事の環境について分析する

あなたの長所・短所を分析してください．必ず何か他の人にはないものを持っているはずです．医学知識，臨床や教育をする能力，研究の能力など自分を分析してください．自分の一番得意な分野はなんですか？ その仕事に生きがいを感じますか？ 生きがいが，必ずしも自分の得意分野に一致するとは限りませんが，好きであればどんなに苦労してもやり遂げるでしょう．

大病院などで入院患者を中心に診療したいですか？ それとも小規模病院，開業などで外来中心に診療したいですか？ あるいは，入院・外来患者さんの両方を診たいですか？ 臨床より研究の方がいいですか？ 自分ひとりで臨床をしていく自信はありますか？ それとも，たくさんの医師，コメディカルに助けを借りながら働きたいですか？ どのような環境が心地よいですか？ 自分で研修プログラムを作ったり，あるいは，自分で開業したいですか？ それとも，既存組織に入りたいですか？ どのくらいの当直時間，勤務時間で働きたいでしょうか？

以上のことを踏まえ自分の方針を考えてみてください．一番重要で，必須な条件をリストアップし，その後，ある方が望ましいが，必須ではない条件をリストアップしてみてください．

このリストを自分が就職活動をしているときにいつも考えるようにしてください．

このコラムは，Resident & Physicianの付録 More Than Medicine Spring/ Summer号を参考にしました．

3章 今日から使える上手いと言われるプレゼンテーションの方法
——集めた情報をどう分析し,どう呈示するか

1. まず押さえておきたい症例オーラルプレゼンテーションの基本 … 64
2. 一般型症例オーラルプレゼンテーション … 67
3. 症例オーラルプレゼンテーションの構成と注意点 … 69
4. 最後に——全文例 … 89

3章 今日から使える上手いと言われるプレゼンテーションの方法
―集めた情報をどう分析し，どう呈示するか

1. まず押さえておきたい症例オーラルプレゼンテーションの基本

★1 症例オーラルプレゼンテーションのポイント

① データの収集（病歴や身体所見），② データの記載（診療録記載）を終えるといよいよプレゼンテーションである．以下に，アラカワ先生，および，後述するリトル先生（ハワイ大学ホノルルコミュニティーカレッジスピーチ学教授）から伺った症例オーラルプレゼンテーションのポイントも踏まえ簡単にポイントをまとめてみた．

症例オーラルプレゼンテーションでは，常に以下に詳しく述べる項目，その順番に従うこと！！

> **ポイント**
>
> 1. 患者さんに関することすべてを述べる必要はないのである．今回の問題点に関係することを簡潔に述べ，通常は長くても7分以内で終える（聴衆の緊張感はそれ以上は続かない！！）
> 2. もし途中で間違えても，止まったり，謝る必要はなく，プレゼンテーションを続ける！！
> 3. 患者さんの言葉は，鑑別疾患・問題解決に有用であるときのみ使用する
> 4. 来院・入院の理由を簡潔に述べるOpening Statementは非常に重要であり，1センテンスにすること（主訴も含む）
> 5. 現病歴は，発症して以来の時間経過とともに述べる（chronological order）

6. 現病歴は，発症を日付で述べるのは避け，入院何時間あるいは，何日前で，それが何時間・何日間続いたというように述べる

7. 一度述べたことを反復することは避ける（例：現病歴内で陽性所見である既往歴を述べて，それを既往歴のところでは反復しない）

8. 聴衆に語りかけるように（いつも聴衆の気を引く必要がある），常にEye Contactを保ち，できればノートなどを見ずに（メモを見るとしても，時々，データを確認する程度），いつも起立して，自信を持ってプレゼンテーションをする

9. プレゼンテーションでは，現病歴，既往歴，身体所見，検査結果など，鑑別疾患に関係する陽性所見，陰性所見を述べる

10. アセスメントには，一番考えられる診断を述べ，その理由を述べる．その後，その他の鑑別疾患を述べると同時に，それを裏付ける所見と，それに反する所見を述べる

11. それぞれの鑑別疾患に必要な診断学的・治療学的プランを述べる．必要であれば，教育プランも含む

② 症例オーラルプレゼンテーションの種類

　症例オーラルプレゼンテーションは，基本となるフォーマット（後述）は同じであるが，時間によって2種類に分けられる．

1. 一般型（スタンダード）：**7分以内**
2. 省略型：**2分以内**

1 一般型

　一般型は，ケースカンファレンス（モーニングレポート），CPC，Ground Round時など，**30分～1時間ぐらいでディスカッションする症例のときに効果的**である．臨床現場で頻回に行なわれるため，この一般型（7分以内）をまず練習していただきたい．反復練習することによって，必ず上達する．ときには，自分の症例オーラルプレゼンテーションをテープに録音して聞い

てみてもよい.

2 省略型

　省略型は,他科コンサルト医への患者情報の伝達,教授との病棟回診時,当直医への申し送り,同僚に相談するときなど,**要点のみを端的に伝達する際に非常に有効**である.一般型同様,簡単に現病歴,既往歴,身体所見,診断に必要な検査データ,アセスメント・プランを述べるのであるが,2分という短時間のなかで,**問題点・鑑別疾患に関係のない既往歴,身体所見をできるだけ省き,現病歴,アセスメント・プランをしっかり述べる**点が異なる.例えば,「身体所見は,発熱と両下肺野吸気終末捻髪音を除き,正常範囲内」などである(「5章-3　救急室で指導医にプレゼン－2分以内のプレゼン」p.128参照).

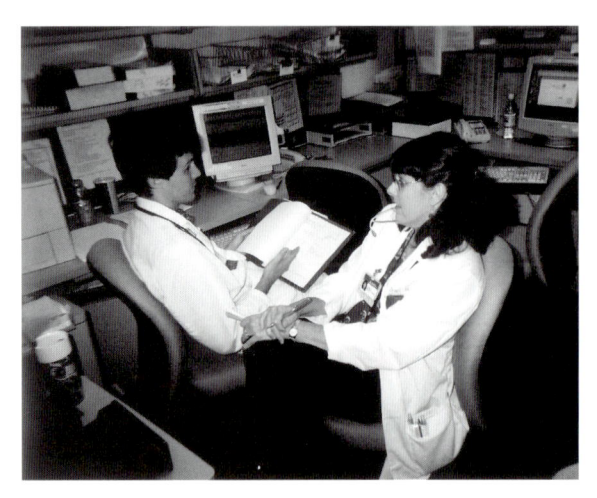

● **外来でのプレゼンテーション**
左:レジデント,右:指導医.

3章 今日から使える上手いと言われるプレゼンテーションの方法
― 集めた情報をどう分析し,どう呈示するか

2. 一般型症例オーラルプレゼンテーション

　特に「Subjective」,「Objective」とプレゼンの際に言葉に出して言う訳ではないが,症例オーラルプレゼンテーションは,以下のようにSOAP（Subjective, Objective, Assessment & Plan）フォーマットで行われる.

Subjective （2～3分）
① Opening Statement & 主訴
② 現病歴
③ 既往歴
④ 生活歴

Objective （1～2分）
⑤ 身体所見
⑥ 診断学的検査
⑦ まとめの言葉

Assessment & Plan （2～3分）
⑧ プロブレムリスト
⑨ アセスメント・プラン
⑩ その他

◆オーラルプレゼンテーションの構成

1 Subjective（2～3分）

　Opening Statement & 主訴と現病歴を含む最も重要なパートの1つである.**既往歴（家族歴も含む）,生活歴などは簡潔**に述べる.**臓器別システムレビュー（ROS）に関しては**,問題点に関係している陽性・陰性所見を現病歴の

最後で述べているため，ここでは**くり返す必要はない**（下記参照）．

⭐2 Objective（1〜2分）

身体所見，**診断学的検査**を含む．

⭐3 Assessment & Plan（2〜3分）

最も重要なパートの 1 つである．①②の**まとめ**を行ない，**プロブレムリスト**を作り，それに従い**アセスメント・プラン**を立てる．

注意❗ 3 章-3 に述べるプレゼンテーションの項目は，基本的には上記 SOAP フォーマットに属する．特に外来患者の症例オーラルプレゼンテーションでは，時間も限られるため（約 2 分以内），SOAP で述べると良い．一方，一般的なプレゼンテーションでは，以下に詳しく述べるように，Opening Statement & 主訴からアセスメント・プランにいたるまで順番に項目別に述べていく（全 7 分以内）．

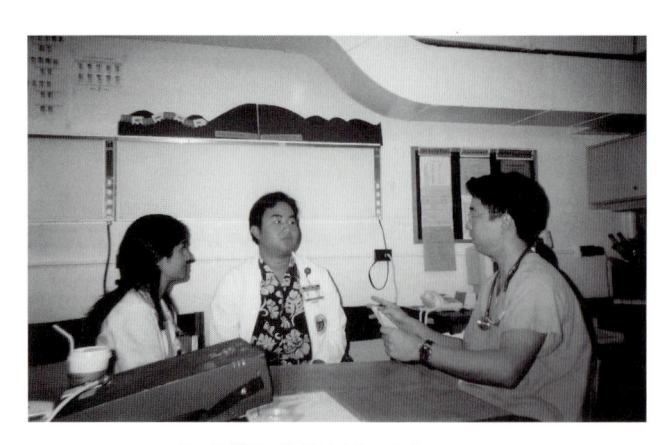

● 同僚と症例のディスカッション

3章 今日から使える上手いと言われるプレゼンテーションの方法
― 集めた情報をどう分析し，どう呈示するか

3. 症例オーラルプレゼンテーションの構成と注意点

⭐1 Opening Statement & 主訴（Chief Complaint：CC）

> 💡**ポイント**
> "劇のタイトル"にあたるもので1センテンスで述べる

これには，Identification（ID），**主訴に関係する既往歴**（pertinent PMH），および**主訴**を含む．

このOpening Statementにより，聴衆はその後述べられる現病歴，既往歴，身体所見の内容に関して正しい関係付けができ，鑑別疾患を導くことができる．

主訴は，現病歴の一部（例：急性腹痛），身体所見の一部（例：脾腫），検査結果（例：ヘモグロビン6 g/dl）などさまざまである．

> 💡**ポイント**
> また，よく主訴は患者の言葉でないといけないと医学生は考えるが，ほとんどの場合，それは間違いである．それが鑑別疾患・解決法を導くのに重要な場合のみ使用する（例：胸痛で「象に踏まれたような痛みを感じた」と患者さんの言葉を聞くと，虚血性心疾患がすぐに鑑別疾患としてあがってくる．この場合，患者さんの言葉を主訴として使ったほうがよい）

また，患者さんの訴えが正確な臨床用語と異なることもあるため，オーラルプレゼンテーションのときはそれを正しい臨床用語に言い換える〔例：「めまい」と患者さんが言っても実際，回転性めまい（vertigo），不安定感（disequilibrium），前失神（presyncope），失神（syncope）であったりする．このときは，「めまい」ではなく上記のように医学用語で言い換える〕．

ここで，Opening Statement例を英語・日本語でそれぞれ紹介する．

> **日本語例** Opening Statement：腹痛で来院したMrs. MI
> 37歳女性．5年前に胆嚢摘出術の既往のある患者さんですが，今回突然発症した臍周囲痛と食指不振，下痢，嘔吐で来院しました．

> **英語例** Opening Statement：胸痛で来院したMr. MK
> The patient is a 50-year-old man with past medical history of hypertension, diabetes who presents with a 4-hour history of sudden-onset substernal chest pain.

★2 現病歴（History of Present Illness：HPI）

> **ポイント**
> 症例オーラルプレゼンテーションにおける現病歴は，今回来院・入院した問題点を簡潔に，発症時から入院・来院にいたるまでの時間経過とともに述べる（chronological order）

> **ポイント**
> 診療録記載時（カルテ）には，「何月何日に発症した」と問題点の日付を記載するのは必要だが，オーラルプレゼンテーションでは日付を述べるのは避け，入院何日前に発症しそれが何日間続いたかというように述べる

これは，もし日付を述べた場合，聴衆は日付を暗記しなければならず，さらに入院から何日前か？と頭の中で計算しているうちに，鑑別疾患に重要な

情報を聞き逃してしまうことになるからだ．これを避けるため，プレゼンターがあらかじめ問題点発症からその変化にいたるまで，入院から何日前か計算しておき，聴衆が重要な情報のみに集中できるようにする．

　内容には，痛みの10カ条（詳しくは「2章-1-①　データ収集（病歴と身体所見）」p.18），Location，Time（Duration），Onset：(Sudden，Acute，gradual onset)，Character，Intensity，Severity，Radiation，Exacerbating factor，Relieving factor，Associating factorを忘れずに．

> **ポイント**
>
> 　この現病歴には，入院時検査所見は（特別な場合＊を除いて）含まない．
> （＊特別な場合：入院理由が検査異常のみの場合，Opening Statementおよび現病歴に含めることがある）

　これは，どのような診断学的検査をするにもPretest probabilityの判断が非常に重要であり，それにより検査結果の解釈のしかたが変わってくるためである．例えば，肺塞栓症を疑った症例で病歴・身体所見よりPretest probabilityが80%と高い場合，肺換気血流シンチグラフィーの結果がLow-probability（Likelihood ratio = 0.4：ACP Journal Club Sep / Oct 2002参考）であっても，Posttest probabilityが61.5%と高く，肺換気血流シンチグラフィーの検査結果は肺塞栓症を診断するにも除外するにも不十分であり，スパイラルCTあるいは肺動脈造影などさらなる検査が必要になってくる．その逆に，病歴・身体所見よりPretest probabilityが 5 %と低いとき，肺換気血流シンチグラフィーの結果がLow-probabilityであった場合，Posttest probabilityは2.1%と低くなり肺塞栓症の可能性は非常に低くなるので，この検査結果より肺塞栓症を除外できる．

　以上まとめると，ある検査結果が病歴聴取，身体所見により推測されるPretest probabilityにより，その解釈が大きく変わってくるため，現病歴は非常に重要になってくる．

　プレゼンテーションでよく使われるフレーズとして下記の英語例がある．

患者さんは特に来院（あるいは入院）〔日時〕前まではいつもとかわらない＿＿＿健康状態でしたが，その時〔主訴〕を発症．	"The patient was in her / his usual state of ＿＿＿health until ＿＿＿ days / hours / weeks prior to admission when she / he developed ＿＿＿"

これにより，今回の問題点が起こる前の健康状態を示すことができ，今回の問題点が起こったときが明らかになる．

ここで，プレゼンテーション現病歴例を英語・日本語でそれぞれ紹介する．

日本語例　Opening Statement & 現病歴：腹痛で来院したMrs. MI

　37歳女性．5年前に胆嚢摘出術の既往のある患者さんですが，今回突然発症した臍周囲痛と食指不振，下痢，嘔吐で来院しました．特に来院12時間前までは問題ありませんでしたが，突然臍周囲の痛みに気づき，徐々に強さが増してきました．痛みは間歇的で特に放散痛はありません．横になると痛みは改善しますが，どのような動作でも痛みが増悪します．8時間前に一度水様性下痢をし，それには血液が混じっていました．

　患者さんは特に健康上問題ありませんでしたが，最近，友達から勧められダイエット中でした．彼女は最近結婚し，特に子供はいません．最終月経は2週間前で，不正出血，滲出物などありません．時々下剤を飲みますが，量，頻度は特定できません．特に炎症性腸疾患の既往はありませんが，5年前に胆嚢摘出術の既往があります．特に飲酒歴はなく，乳製品による症状悪化はありません．最近の旅行歴はありません．特に生もの，卵，アイスクリームなどの摂取はこの2〜3日ありません．

英語例　Opening Statement & 現病歴：胸痛で来院したMr. MK

　The patient is a 50-year-old man with past medical history of hypertension, diabetes who presents with a 4-hour history of sudden-onset substernal chest pain. He was in his usual state of health until 4 hours prior to admission when he noted sudden onset substernal chest pain while watching TV, which lasted 30 minutes. The crushing pain was initially rated 7 out of 10 but progressed to 10 out of 10 over 30 minutes. The pain radiated to the neck & jaw and was relieved with sitting forward. He denied any shortness of breath, palpitation, nausea and vomiting. The pain abated after taking Maalox but recurred 2 hours later, again lasting 20 minutes. This prompted his visit to the emergency room at Queen's Medical Center.

He denies previous similar episodes as well as any history of heart disease. He does not know his cholesterol. He smokes one pack of cigarettes per day. He has been told that he has early emphysema, but he does not use inhalers. He has had a cough for the last 5days, but no fever or sputum production. He notes a history of heartburn. He does not have a history of chest trauma. He describes no risk factors for pulmonary embolism. The patient reports that he is healthy but has recently gone through a stressful divorce. His brother died of Myocardial infarction at age of 56, and his father is being treated for diabetes and hypertension.

1 陽性所見と陰性所見

ここで，現病歴をプレゼンテーションするのに大変重要な陽性所見と陰性所見について述べてみたい．

1）陽性所見の見極め

プレゼンターは，患者情報のなかで鑑別疾患確立に何が必要な**陽性所見**（**Pertinent positive history**）であるかを見極めなければならない．ただ，何が必要で何が必要でないかの見極めは非常に難しいときがある．陽性所見の例だが，上記【 英語例 Opening Statement & 現病歴】では，糖尿病，高血圧，虚血性心疾患の家族歴という既往歴（冠危険因子）が胸痛の鑑別疾患を立てるのに重要な情報であるが，例えば 2 年前の鼠径ヘルニア手術の既往などは，特に鑑別疾患に役に立つ情報ではないためここには含めず，現病歴に続く既往歴のところで簡単に述べるか，省略することもある．
【 日本語例 Opening Statement & 現病歴】では，腹痛の鑑別疾患で腸閉塞を考えた場合，胆嚢摘出術の既往というのは大変重要な情報になってくるた

め現病歴に含める．その他，この現病歴に含まれる可能性があるのものとしては，**上記のような既往歴のほか，外来通院歴・入院歴・家族歴・社会歴・服用薬剤・ROSなどのなかで，今回の問題点解決・鑑別疾患確立に重要な情報である．**

2）陰性所見の見極め

　プレゼンターは，患者情報のなかで陽性所見同様，鑑別疾患確立に何が必要な**陰性所見（Pertinent negative history）**であるかを見極めなければならない．

　陰性所見の見極めは，陽性所見よりさらに難しく注意が必要である．もし，陽性所見が確定診断に十分であるときには，陰性所見はプレゼンテーションではあまり意味をなさないことが多く，かえって聴衆を混乱させる．例えば，急性気管支炎によるCOPD急性増悪の入院既往が複数回ある患者さんが，明らかに同じような症状で来院したときなどである．

　一方，陰性所見が非常に有効であるときがある．これは，陽性所見から考えられる鑑別疾患が複数あるときで，陰性所見は鑑別疾患確立に非常に重要になる．例えば，上記【　英語例　Opening Statement & 現病歴】のプレゼンテーションからは，聴衆は虚血性心疾患，胸膜炎，肋軟骨炎，肺塞栓症，気管支炎，逆流性食道炎などを鑑別疾患として考えるであろう．

　そこで，以下のような陰性所見は鑑別疾患確立に重要な情報となる．

a．虚血性心疾患を考えての冠危険因子としての陰性所見

日本語例	英語例
彼は過去に同様の症状，心臓病の既往はない．	He denies previous similar episodes as well as any history of heart disease.
彼はコレステロール値を知らない．	He does not know his cholesterol.

b．気管支炎を考えての陽性・陰性所見

日本語例	英語例

日本語例	英語例
彼はタバコを1日1箱吸う．以前医師に早期の肺気腫があると言われたが，吸入薬は使用していない．彼は5日間咳をしているが，特に発熱，痰はない．	He smokes one pack of cigarettes per day. He has been told that he has early emphysema, but he does not use inhalers. He has had a cough for the last 5days, but no fever or sputum production.

c．逆流性食道炎を考えての陽性・陰性所見

日本語例	英語例
疼痛はマーロックス服用後寛解．彼は胸やけの既往はない．	The pain abated after taking Maalox. He notes a history of heartburn.

d．肋軟骨炎を考えての陰性所見

日本語例	英語例
彼は特に胸部外傷既往はない．	He does not have a history of chest trauma

e．肺塞栓症を考えての陰性所見

日本語例	英語例
呼吸困難なし．肺塞栓症のリスクファクターも特になし．	He denied any shortness of breath. He describes no risk factors for pulmonary embolism.

　以上のように，症例オーラルプレゼンテーションで，**鑑別疾患の確立や方針決定に必要な陽性所見と陰性所見を簡潔に述べることは非常に重要**である．上記の例のように症例オーラルプレゼンテーションを行なった研修医は，**聴衆をワクワクさせ，その後の活発な討論を誘発**する．症例オーラルプレゼンテーションの最終ゴールは，鑑別疾患の確立，方針決定に必要なすべての情報が述べられ，**聴衆の質問をなくしてしまうこと**にある．

2 臓器別システムレビュー（Review of System：ROS）

臓器別システムレビュー（ROS）は，各臓器別に症状・兆候をレビューし（「2章-1-①　データの記載（診療録記載）」p.24参照），**患者の持つすべての問題を確認する**ために有効である．ただ，症例オーラルプレゼンテーションにおいては，特に問題点に関係しているROSの陽性所見と陰性所見を現病歴の途中か最後で述べており，現病歴と独立してROSの項目を述べることはほとんどなく，**問題点に関係していないROSは省く**．例えば，上記【 英語例 Opening Statement & 現病歴】の現病歴プレゼンテーションでは，「He denied any shortness of breath（SOB），palpitation, nausea and vomiting（N/V）．（呼吸困難，動悸，吐き気，嘔吐なし）」とあるが，これは，肺塞栓症，虚血性心疾患での症状および合併症である心不全，不整脈を考えてのROSであり，鑑別疾患確立に重要でもちろん現病歴のなかで述べられるべきである．

一方で，**今回の問題点とあまり関係していないROSは，もちろん診療録には現病歴とは独立してROSのパートとして記載するが**（「2章-2　診療録記載の見本」p.38参照），**プレゼンテーションでは省くことが多い**．

⭐3 既往歴（Past Medical History：PMH）

既往歴では，**過去あるいは現在かかっている病気（illnesses），手術歴，現在あるいは最近まで服用していた薬剤，アレルギー歴，家族歴など**を簡単に述べる．

> 💡 **ポイント**
>
> ここでも陽性所見と陰性所見を考え，鑑別疾患と関係ある既往歴は詳しく述べる．
>
> しかし，上述のように，今回の問題解決，鑑別疾患を立てるのに重要な既往歴は，すでに現病歴のなかで簡単に述べられており，ここで反復するのは1分1秒を大切にする症例オーラルプレゼンテーションでは時間の無駄になるかもしれない．

> さらには，プレゼンターの判断で，現在の問題点解決，鑑別疾患を立てるのに全く関係のない既往歴を省略することもある

例えば，幼少時代の虫垂炎の既往などは，高齢者で脳卒中で入院した患者では省くことも十分考えられる．その一方，【日本語例 Opening Statement & 現病歴】の場合，鑑別として腸閉塞を考えた場合，虫垂炎の既往は非常に重要な情報であり，おそらく現病歴に含められるべきものである．

くり返すが，これはあくまで症例オーラルプレゼンテーションにおいてのポイントであり，**診療録記載では今回の問題点解決，鑑別疾患を立てるのに重要でないと思われる既往歴でも詳しく記載する必要がある**．

症例オーラルプレゼンテーションで既往歴を述べるとき，よく使われるフレーズとして下記の英語例（アンダーライン）がある．

日本語例
既往歴として特に5年前より高血圧と糖尿病があります．

英語例
Past Medical History is significant for 5 years history of hypertension and diabetes.

★4 生活歴（Social History：SH）

生活歴では，飲酒歴，喫煙歴，違法薬剤使用歴（IV drug useなど），その他（「2章-2 診療録記載の見本」p.38参照）**について簡潔**に述べる．

💡 **ポイント**
> 既往歴同様，診療録記載では生活歴を詳しく記載する必要があるが，症例オーラルプレゼンテーションにおいてはその限りではなく，ここでも陽性所見と陰性所見を考え鑑別疾患と関係ある生活歴を詳しく述べ，そうでないものは省く

例えば，【 英語例 Opening Statement & 現病歴】のなかで，「The patient reports that he is healthy but has recently gone through a stressful divorce.（最近健康であったが，離婚を経験しストレスが多かった）」とあるが，ストレスが虚血性心疾患発症に関係する場合があり，このような生活歴が問題解決，鑑別疾患を考える重要な情報となるため，既往歴同様，現病歴のなかに述べる．一方，もしMr. MKが咳と発熱の主訴で来院していた場合，この生活歴はあまり主訴と関係するとは思えず，症例オーラルプレゼンテーションでは省かれるであろう．【 日本語例 Opening Statement & 現病歴】が弁護士として働いているなどという生活歴は，腹痛の鑑別疾患を考えるうえであまり重要とは思われず，これもまた症例オーラルプレゼンテーションでは省かれるであろう．

⭐5 身体所見（Physical Examination：PE）

身体所見の項目は以下に示す．

1.	バイタルサイン	Vital sign
2.	全身状態	General appearance
3.	皮膚	Skin
4.	頭部・目・耳・鼻・咽頭および口腔内	HEENT：head / eye / ear / nose / throat
5.	頸部	Neck
6.	リンパ節	Lymph nodes
7.	乳房診察	Breast exam（if appropriate）
8.	前後胸部，肺	Anterior & posterior thorax, and lungs
9.	心臓	Heart
10.	腹部	Abdomen
11.	泌尿器系：肋骨脊柱角圧痛	Genitourinary system：include CVA tenderness（cost-vertebral angle tenderness），genital exam

	(M：penis, testis　F：pelvic exam)
12. 直腸診	Rectal exam
13. 四肢	Extremities
14. 末梢血管系	Peripheral vascular system
15. 骨格筋系	Musculoskeltal system：Head to Toe
16. 神経学的所見	Neurological Exam：
a．意識状態	Mental status
b．脳神経	Cranial Nerves
c．運動機能系・筋力	Motor system
d．感覚系	Sensory system
e．深部腱反射	Deep Tendon Reflexes（DTRs）
f．小脳系	Coordination

　症例オーラルプレゼンテーションにおいては，現病歴同様，**陽性所見と陰性所見を十分考慮し，今回来院・入院した問題点，鑑別疾患確立に関係する臓器システムに関しての身体所見を特に詳しく述べる．必要でない臓器システムの身体所見は省く．**これは，**診療録記載時に上記の身体所見の項目すべてもれなく記載を行なうのとは異なる．**

　具体的に症例オーラルプレゼンテーションでの身体所見は，以下の3点がポイントとなる．

> 💡 **ポイント**
>
> 1. まず，必ずバイタルサイン（Vital sign）と全身状態（General Appearance）を簡潔に述べる
> 2. その後，頭から足先まで必要な身体所見を述べる（その順番は，上記項目順に従う）
> 3. 時間短縮のため，重要な臓器システムの陽性所見と陰性所見を述べたあとに，「その他，特に異常ありません」"Exam was otherwise normal"などと述べることもできる

　ここで，2〜3に関してだが，もし腹痛で来院した患者の身体所見に特に異

常がなかったとき，1を述べた後，「身体所見，特に異常ありません」"The entire physical examination was normal limits"というのはどうであろう．時間の限られた症例オーラルプレゼンテーションでは，もしかしたら認められるかもしれない．ただ，腹部診察で骨盤部双手診や直腸診は含んでいたのだろうか？と聴衆は疑問を抱くかもしれない．やはり，**鑑別疾患に重要な臓器システムの陰性所見は最低述べるようにする**．

症例オーラルプレゼンテーションにおいての身体所見の例を下記に示す．

日本語例 身体所見：腹痛で来院したMrs. MI

血圧105の60，心拍110，呼吸18回，体温37.0℃．頭頚部，心，肺所見正常．腹部膨満なく，側腹部，臍周囲皮下溢血なし．腹音正常．浅い触診にて腹部全体に圧痛あるが，反跳痛はなく，軟らかく腫瘤なし．Murphyサインは陰性．Psoasサイン陰性．直腸診にて，特に圧痛，腫瘤なく，便潜血陽性．膣部，特に出血は認められず，双手診にて，子宮頚部の動きに伴う圧痛はなく，子宮体部および付属器の圧痛，腫瘤はなし．四肢，神経学的所見特に異常なし．

英語例 身体所見：胸痛で来院したMr. MK

The patient is in mildly acute distress because of chest pain with diaphoretic. Blood pressure was 160 over 80 in both arms. Heart rate was 90. Respiratory rate was 16. Temperature was 37℃. The head and neck examination was normal. The carotid uptake was normal and there is no carotid bruit. The JVP was 7cm above sternal angle. There was no crackles, wheezes, or laterality in breath sound, and no tenderness at thorax. There was a normal S1 and S2; no S3 but S4 was heard. There was no murmur or rubs. The PMI* was laterally displaced. The abdominal examination was normal. The liver was 8cm and nonpulsatile. There was no ascites. The pulses were equal and strong in all extremities. There was no evidence of vascular insufficiency. The neurologic examination was normal.

＊PMI：point of maximal impulse

1 前置きは不要

症例オーラルプレゼンテーションにおける身体所見では，上記の例にあるように，「Examination of carotid artery（Examination of 〜：〜の所見ですが…）」などと前置きは述べないことが多い．というのも，「The carotid uptake was normal and there is no carotid bruit.（頸動脈拍動正常，特に頸動脈雑音もなし）」と言えば，頸動脈の診察所見であることは一目瞭然であるからだ．同様に，所見の前に「心臓所見ですが〜」"Cardiovascular system"などという前置きも必要でない．【 英語例 身体所見】では，「There was a normal S1 and S2 ; no S3 but S4 was heard. There was no murmur or rubs. The PMI was laterally displaced（Ⅰ音，Ⅱ音ともに正常，Ⅲ音，Ⅳ音なし．心雑音，心膜摩擦音なし．心尖拍動は外側に移動）」と言えば，心所見を述べていることは明らかであり，【 日本語例 身体所見】では，「腹部膨満なく，側腹部，臍周囲皮下溢血なし．腹音正常．浅い触診にて腹部全体に圧痛があるが，反跳痛はなく，軟らかく腫瘤なし．Murphyサインは陰性．Psoasサイン陰性」と言えば，腹部所見を述べていることは明らかであるからだ．

2 身体所見まとめ

オーラルプレゼンテーションにおける身体所見のポイントは，今回来院・入院した問題点解決，鑑別疾患確立に必要な陽性所見，陰性所見を詳しく述べることにある．一方，あまり鑑別疾患確立に必要でない所見は，上記例のように省く．胸痛で入院した患者で，詳しい神経学的所見，関節所見などを述べる必要はない（例外もあるが…）．病歴とともにこの身体所見はPretest probabilityの判断材料となり，その後の検査結果を解釈する際，非常に重要となる．

くり返すが，これはあくまで症例オーラルプレゼンテーションにおいてのポイントであり，**診療録記載ではすべての身体所見を省くことなく詳しく記載する**必要がある（「2章−2 診療録記載の見本」p.38参照）．

⭐6 診断学的検査（Laboratory Data, Diagnostic Studies）

　ここでは，血液検査，放射線学的検査から必要な手技により得られた検査結果（例：スワンガンツカテーテルから得られた結果）まで，**すべての検査所見を含む**．通常は血液検査をはじめに述べその他の検査が続く．

> 💡**ポイント**
> 鑑別疾患確立に必要な検査結果（陽性・陰性所見）を聴衆が知りたいと思う順番に述べること

　例えば，【 英語例 診断学的検査】では，聴衆が知りたいと予想される心原性酵素，心電図，胸部X線の検査結果をまず先に詳しく述べる．その一方，【 日本語例 診断学的検査】では，心原性酵素，心電図，胸部X線の検査結果に関しては，簡潔な叙述のみで十分である．

　症例オーラルプレゼンテーションにおいて検査結果を述べる際，「ナトリウム 129でこれは正常より低く，カリウム 5.2で少し高めである」のように，**聴衆が明らかに理解できる検査所見の解釈を述べるのも，プレゼンテーションのテンポを悪くするので例外を除いて避ける**（例外：正常値が一般的に聴衆に覚えられていない検査結果を「TSH 0.04でこれは正常値以下である」と述べることはある）．

　今回来院・入院した問題点の発症以前に，何らかの理由で行なわれた検査の結果で，今回の問題点解決，鑑別疾患確立に重要である所見なら，他の項目（病歴や身体所見）と同様，現病歴のところで述べるべきである（例：【 英語例 診断学的検査】の1カ月前に取られた心エコーの結果など）．

　ここで，診断学的検査例を英語・日本語でそれぞれ紹介する．

日本語例　診断学的検査：腹痛で来院したMrs. MI

　白血球 8,000．ヘモグロビン 8．ナトリウム 138，カリウム 2.8，クロライド 118，バイカーボネイト 10，クレアチニン 1.8．仰臥位，立位腹部X線では，

特にfree-airやair-fluidはなし．肝機能，尿検査は正常で，尿妊娠反応も陰性．

> **英語例** 診断学的検査：胸痛で来院したMr. MK
>
> The hemoglobin was 12. The troponin I was 0.4. The chest X-ray revealed a large cardiac silhouette, but the aorta was of normal size. There was no sign of heart failure.
>
> The EKG revealed a regular rate rhythm, normal axis, and interval. ST depressions were noted in V4 to V6 and in I and aVL. He had LVH* and T wave inversion in the lateral lead. Electrolyte, LFT*, and UA* were normal.
>
> ＊LVH：Left ventricular hypertrophy（左室肥大），LFT：Liver function test（肝機能検査），UA：Urinalysis（尿一般検査）

7 まとめの言葉（Summary）

> **ポイント**
> 2～3センテンスで簡単に今まで述べた症例オーラルプレゼンテーションのまとめをする

ここにはOpening Statement同様，ID，問題点に関係する既往歴，そして主訴および現病歴から始まり，重要な身体所見，検査所見を一言ずつ述べる．ただ，もしそれまでのプレゼンテーションにおいて，ポイントが簡潔に述べられ素晴らしいものであれば，特に複雑なケースでない限り，このサマリーは時間の限られた症例オーラルプレゼンテーションでは必要ないかもしれない．

以下にまとめの言葉例を英語・日本語でそれぞれ紹介する．

> **日本語例** まとめの言葉：腹痛で来院したMrs. MI
>
> まとめですが，37歳女性，5年前に胆嚢摘出術の既往あり，ダイエットの

ために下剤を服用中．今回12時間前に突然発症した臍周囲痛と食指不振，血液の混じった水様性下痢，嘔吐で来院．浅い触診にて腹部全体に圧痛あるが，反跳痛はなく，軟らかく，便潜血陽性．ヘモグロビン 8．低カリウム血症と代謝性アシドーシス，クレアチニン 1.2，尿妊娠反応は陰性．

> **英語例** まとめの言葉：胸痛で来院したMr. MK

In summary, we have a 50-year-old man with past medical history of smoking, hypertension, diabetes who presents with a 4-hour history of sudden-onset substernal chest pain. Exam is significant for a patient in mildly acute distress & diaphoretic with notable JVD 7cm and S4. CXR showed cardiomegaly without heart failure, and EKG showed ST depressions in V4 to V6 and in I and aVL as well as LVH and T wave inversion in the lateral lead.

8 プロブレムリスト（Problem List）

ポイント

1. 最も重要なプロブレムを最初にあげること．そのプロブレムはほとんどの場合，主訴と関係している．プロブレムリストの順番は重症度の高いもの，致命的となる可能性があるプロブレムから順にあげる
2. 診断が確定していればその診断名を書く（ただし注意が必要：下記「**1** よくある間違い」p.84参照）
3. 今回の主訴・問題点と全く関係のない，あるいはあまり活動性の低い問題点は診療録には記載するが，症例オーラルプレゼンテーションでは省くことが多い

　アセスメント・プランを述べる前に，まずプロブレムリストを立てる．プロブレムリストでよく見受けられる間違いを下記にあげる．

1 よくある間違い

1）**Tunnel vision**

ケースが終わっていないにもかかわらず，診断を決めてしまうこと．まわりが見えないトンネルに例えてTunnel visionという．例えば，アルコール多飲がある患者で肝機能異常が見つかったとき，プロブレムリストに「アルコール性肝機能障害」と他の可能性を考えず決めてしまうことがある．プロブレムリストには，診断が確定するまでは「肝機能障害」とし，その原因として薬剤性，ウイルス性肝炎，その他の可能性も考えること．

2）**Lumping**

「塊にする」という意味であるが，2～3のプロブレムを鑑別疾患を考えず一つにしてしまうことをいう．例えば，高血圧と低カリウム血症というプロブレムから，他の可能性を考えず原発性アルドステロンと決めてしまい，プロブレムリストに「1．高血圧　2．低カリウム血症」ではなく，「原発性アルドステロン」と述べてしまう（高血圧薬サイアザイドの副作用かもしれない！！）

3）**Don't commit yourself !!**

「はっきりした意見を言わない」という意味であるが，まだ診断が決まっていないのにプロブレムに"r/o MI（rule out myocardial infarction：心筋梗塞疑い・除外）"などと記載しないこと．患者さんは何らかの症状や兆候を持ち入院したはずで，「胸痛」というのがリストされるプロブレムであり，退院時診断で使われる「心筋梗塞疑い」と初めから述べるのは避ける．同様に，高血圧（220/130）と右半身麻痺で入院した患者さんのプロブレムを「脳梗塞疑い・除外のため」"r/o stroke"などとするのは避ける．というのも，高血圧緊急症，脳梗塞，脳出血など鑑別疾患はこの他にも考えられるため，入院時プロブレムは以下のようにする．

　1．右半身麻痺
　2．高血圧

4）**Don't split hairs**

診断が確定している場合には，それに関連した問題を分ける必要はない．ばらばらにすることでかえって混乱をまねく．例えば，肝硬変の既往がある患者のプロブレムリストで

　1．肝不全（Liver failure）

2．低アルブミン血症（Hypoalbuminemia）
3．食道静脈瘤（Esophageal varices）
4．メズーサの頭（Caput medusa）

とするよりも，

1．肝硬変による末期肝不全（End stage liver failure with cirrhosis with resulting）
    （ア）食道静脈瘤（Esophageal varices）
    （イ）低アルブミン血症（Hypoalbuminemia）
    （ウ）メズーサの頭（Caput medusa）

とした方がわかりやすくシンプルである．

⑨ アセスメント・プラン（Assessment / Plan）

　プロブレムリストをあげた後，アセスメント・プランを述べるのであるが，多くの研修医がこれを述べずに止まってしまう．この**アセスメント・プランが症例オーラルプレゼンテーションで一番大切な部分**であるにもかかわらず，まるで指導医の方に助けを求めるような光景をよく見かける．実は，これを述べることにより，**指導医が研修医の評価をし，教育するポイントを見つけ，間違いがあれば指導することができる**のだ．また，たとえ間違えたとしても，そこから学ぶことは大きい．

> **ポイント**
>
> 　それぞれのプロブレム（問題点）に対してアセスメント・プランを立てる．特にアセスメントでは一番可能性が高いと考えられる診断を初めに述べ，その理由（病歴，身体所見，検査所見などから）を述べる．その後，その他の鑑別疾患を述べると同時に，それを裏付ける所見とそれに反する所見を述べる．
>
> 　アセスメントに続きプランを述べるのであるが，ここではアセスメントであげたすべての疾患の鑑別に必要な診断プランや考えられる治療プラン（治療の概要を述べ，その治療をする根拠も述べる）について述べる．必要であれば教育プランも述べる

このとき，プレゼンターのアセスメント・プランであるのだから，**自信を もって**述べるようにする（例：「抗血小板剤を開始しようと考えているのです が…」と弱気に言うよりも「抗血小板剤を開始します！」と自信を持って述 べるようにする）．

　プレゼンターはアセスメント・プランを述べ終えると「何か質問はありま すか？」と聴衆に尋ねる．これでプレゼンテーションが終了し，その後，活 発な議論が始まる．それに引き続き指導医による簡単な講義などがある．

　ここで，アセスメント・プラン例を英語・日本語でそれぞれ紹介する．

日本語例　アセスメント・プラン：腹痛で来院したMrs. MI

①プロブレム　ナンバー1　腹痛を伴った下痢

　この患者さんの腹痛はおそらく下剤乱用によるものと考えます．ダイエッ ト中で下剤の乱用，それに伴って水様性下痢という病歴からこの診断を考え ました．この下痢により，アニオンギャップのない代謝性アシドーシスと低 カリウム血症を合併しているものと考えます．その他，体重減少，貧血など から炎症性腸疾患の初発という可能性もあり，数日経過を見て寛解しない場 合，下部消化管バリウム・大腸鏡検査も考えます．

　他の鑑別疾患としては，子宮外妊娠，骨盤内感染症，腸閉塞，虫垂炎，憩 室炎，細菌性腸炎（食中毒；HUSなど）などを考えました．ただ，これらも， 正常腹部X線検査，正常白血球数，血小板数，発熱もなく，妊娠反応陰性，骨 盤双手診にても異常なく可能性は低いと考えられます．

　便浸透圧，便白血球検査，便細菌培養，便Clostridium difficile（偽膜性腸炎） 培養をオーダーし，頻回の腹部診察を行ないます．また，生理食塩水に塩化 カリウムを加え，毎時200 ccで投与し尿量をモニターします．

②プロブレム　ナンバー2　貧血

　過剰ダイエット，慢性下痢により便潜血陽性，消化管出血も考えられ，鉄欠 乏性貧血を考えます．そのために，血清鉄，フェリチン，TIBCをチェックし ます．また，その他，鑑別疾患として溶血性貧血，ビタミンB12，葉酸欠乏に よる貧血も考え，末梢血塗抹標本，網状赤血球数，LDH，ビリルビン，ハプト

グロビン，血清ビタミンB12，葉酸値を計ります．慢性炎症による貧血（炎症性腸疾患）も鑑別にあがります．ヘモグロビンは7〜8以上に保つように必要であれば輸血をします．もし鉄欠乏性貧血であれば，鉄剤を開始します．

英語例 アセスメント・プラン：胸痛で来院したMr. MK

Problem：Chest pain. I believe this patient's chest pain is due to myocardial infarction. The character and pattern of the pain, his smoking history, his family history, the positive troponin, and the EKG abnormalities suggest this diagnosis.

Other diagnoses we considered include dissecting aneurysm, gastric reflux disease, esophageal spasm, costochondritis, and pulmonary embolism. These diagnoses are less likely due to the normal chest x-ray, the normal pulses, and the absence of chest wall tenderness. He has no pulmonary embolism risk factors.

We will admit him to the cardiac care unit（CCU），and begin aspirin, nitroglycerin paste, and metoprolol 25 mg twice a day. He will receive a cardiac catheterization today. We will consider angioplasty or bypass depending upon the results of the cardiac catheterization.

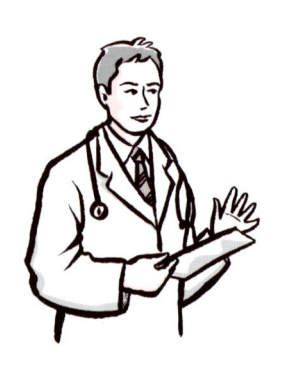

10 その他

■ 入院後経過について

アセスメントの後やプランの前に述べることもある．もし入院後経過がアセスメントに大きくかかわるのであれば，アセスメントの前に簡潔に述べることもある．

3章
今日から使える上手いと言われるプレゼンテーションの方法
― 集めた情報をどう分析し,どう呈示するか

4. 最後に ―全文例

　症例オーラルプレゼンテーションの重要性をくり返し述べてきたが,実際のところ,プレゼンテーション教育は日本の卒前・卒後教育のなかで行なわれることは非常に稀である.毎日,何千もの症例のオーラルプレゼンテーションが全世界で行なわれている.日本も世界のスタンダードに乗り遅れてはならない.ぜひ,卒前・卒後教育にこの教育が組み込まれることを願ってやまない.

Practice, Practice and Practice !!

　それでは,前述した例の全文を記載したので参考にしてください.

日本語例　症例オーラルプレゼンテーション全文:Mrs. MI

　症例は37歳女性.5年前に胆嚢摘出術の既往のある患者さん,今回突然発症した臍周囲痛と食指不振,下痢,嘔吐で来院しました.

　現病歴ですが,患者さんは,来院12時間前までは特に問題はありませんでしたが,突然臍周囲の痛みに気づき,徐々に強さが増してきました.痛みは間歇的で特に放散痛はありません.横になると痛みは改善しますが,どのような動作でも痛みが増悪します.8時間前に一度水様性下痢をし,それには血液が混じっていました.

　患者さんは特に健康上問題ありませんでしたが,最近,友達から勧められダイエット中でした.彼女は最近結婚し,特に子供はいません.最終月経は2週間前で,不正出血,滲出物などありません.時々下剤を飲みますが,量,頻度は特定できません.特に炎症性腸疾患の既往はありませんが,5年前に胆嚢摘出術の既往があります.特に飲酒歴はなく,乳製品による症状悪化はありません.最近の旅行歴はありません.特に生もの,卵,アイスクリーム

などの摂取はこの2〜3日ありません.

　身体所見ですが，血圧105の60，心拍110，呼吸18回，体温37.0℃．頭頸部，心，肺所見正常．腹部膨満なく，側腹部，臍周囲皮下溢血なし．腹音正常．浅い触診にて腹部全体に圧痛あるが，反跳痛はなく，軟らかく腫瘤なし．Murphyサインは陰性．Psoasサイン陰性．直腸診にて，特に圧痛，腫瘤なく，便潜血陽性．膣部，特に出血は認められず，双手診にて，子宮頸部の動きに伴う圧痛はなく，子宮体部および付属器の圧痛，腫瘤はなし．四肢，神経学的所見特に異常なし．

　診断学的検査ですが，白血球8000，ヘモグロビン8，ナトリウム138，カリウム2.8，クロライド118，バイカーボネイト10，クレアチニン1.8．仰臥位，立位腹部X線では，特にfree-airや，air-fluidはなし．肝機能，尿検査は正常で，尿妊娠反応も陰性．

　まとめですが，37歳女性．5年前に胆嚢摘出術の既往あり，ダイエットのために下剤を服用中．今回12時間前に突然発症した臍周囲痛と食指不振，血液の混じった水様性下痢，嘔吐で来院．浅い触診にて腹部全体に圧痛あるが，反跳痛はなく，軟らかく，便潜血陽性．ヘモグロビン8．低カリウム血症と代謝性アシドーシス，クレアチニン1.2，尿妊娠反応は陰性．

　アセスメント・プランですが，

　①プロブレム　ナンバー1　腹痛を伴った下痢：

　この患者さんの腹痛はおそらく下剤乱用によるものと考えました．ダイエット中で下剤の乱用，それに伴って水様性下痢という病歴からこの診断を考えました．この下痢により，アニオンギャップのない代謝性アシドーシスと低カリウム血症を合併しているものと考えます．その他，体重減少，貧血などから炎症性腸疾患の初発という可能性もあり，数日経過を見て寛解しない場合，下部消化管バリウム・大腸鏡検査も考えます．

　他の鑑別疾患としては，子宮外妊娠，骨盤内感染症，腸閉塞，虫垂炎，憩室炎，細菌性腸炎（食中毒；HUSなど）などを考えました．ただ，これらも，正常腹部X線検査，正常白血球数，血小板数，発熱もなく，妊娠反応陰性，骨盤双手診にても異常なく可能性は低いと考えられます．

便浸透圧，便白血球検査，便細菌培養，便Clostridium difficile（偽膜性腸炎）培養をオーダーし，頻回の腹部診察を行ないます．また，生理食塩水に塩化カリウムを加え，毎時200 ccで投与し尿量をモニターします．

②プロブレム　ナンバー2　貧血：

　過剰ダイエット，慢性下痢により便潜血陽性，消化管出血も考えられ，鉄欠乏性貧血を考えます．そのために，血清鉄，フェリチン，TIBCをチェックします．また，その他，鑑別疾患として溶血性貧血，ビタミンB12，葉酸欠乏による貧血も考え，末梢血塗抹標本，網状赤血球数，LDH，ビリルビン値，ハプトグロビン，血清ビタミンB12，葉酸値を計ります．慢性炎症による貧血（炎症性腸疾患）も鑑別にあがります．ヘモグロビンは7〜8以上に保つように必要であれば輸血をします．もし鉄欠乏性貧血であれば鉄剤を開始します．

英語例　症例オーラルプレゼンテーション全文：Mr. MK

　The patient is a 50-year-old man with past medical history of hypertension, diabetes who presents with a 4-hour history of sudden-onset substernal chest pain.

　History present illness, the patient was in his usual state of health until 4 hours prior to admission（PTA）when he noted sudden onset substernal chest pain while watching TV, which lasted 30 minutes. The crushing pain was initially rated 7 out of 10 but progressed to 10 out of 10 over 30 minutes. The pain radiated to the neck & jaw and was relieved with sitting forward. He denied any shortness of breath, palpitation, nausea and vomiting. The pain abated after taking Maalox but recurred 2 hours later, again lasting 20minutes. This prompted his visit to the emergency room at Queen's Medical Center.

　He denies previous similar episodes as well as any history of heart disease. He does not know his cholesterol. He smokes one pack of cigarettes per day. He has been told that he has early emphysema, but he does not use inhalers. He has had a cough for the last 5days, but no fever or sputum production. He notes a history of heartburn. He does not have a history of chest trauma. He describes no risk factors for pulmonary embolism. The patient reports that he is healthy but has recently gone through a stressful divorce. His brother died of Myocardial infarction at age of 56, and his father is being treated for diabetes and hypertension.

On physical exam, the patient is in mildly acute distress because of chest pain and diaphoretic. Blood pressure was 160 over 80 in both arms. Heart rate was 90. Respiratory rate was 16. Temperature was 37℃. The head and neck examination was normal. The carotid uptake was normal and there is no carotid bruit. The JVP was 7cm above sternal angle. There was no crackles, wheezes, or laterality in breath sound, and no tenderness at thorax. There was a normal S1 and S2; no S3 but S4 was heard. There was no murmur or rubs. The PMI was laterally displaced. The abdominal examination was normal. The liver was 8cm and nonpulsatile. There was no ascites. The pulses were equal and strong in all extremities. There was no evidence of vascular insufficiency. The neurologic examination was normal.

The lab tests showed the hemoglobin was 12. The troponin T was 0.4. The chest X-ray revealed a large cardiac silhouette, but the aorta was of normal size. There was no sign of heart failure. The EKG revealed a regular rate rhythm, normal axis, and interval. ST depressions were noted in V4 to V6 and in I and aVL. He had LVH and T wave inversion in the lateral lead. Electrolyte, LFT, and UA were normal.

In summary, we have a 50-year-old man with past medical history of smoking, hypertension, diabetes who presents with a 4-hour history of sudden-onset substernal chest pain. Exam is significant for a patient in mildly acute distress & diaphoretic with notable JVD 7cm and S4. CXR showed cardiomegaly without heart failure, and EKG showed ST depressions in V4 to V6 and in I and aVL as well as LVH and T wave inversion in the lateral lead.

Problem : Chest pain. I believe this patient's chest pain is due to myocardial infarction. The character and pattern of the pain, his smoking history, his family history, the positive troponin, and the EKG abnormalities suggest this diagnosis.

Other diagnoses we considered include dissecting aneurysm, gastric reflux disease, esophageal spasm, costchondoritis, and pulmonary embolism. These diagnoses are less likely due to the normal chest x-ray, the normal pulses, and the absence of chest wall tenderness. He has no pulmonary embolism risk factors.

We will admit him to the cardiac care unit (CCU), check serial cardiac enzyme, and EKG. Also we will begin aspirin, nitroglycerin paste, and metoprolol 25 mg twice a day. He will receive a cardiac catheterization today. We will consider angioplasty or bypass depending upon the results of the cardiac catheterization.

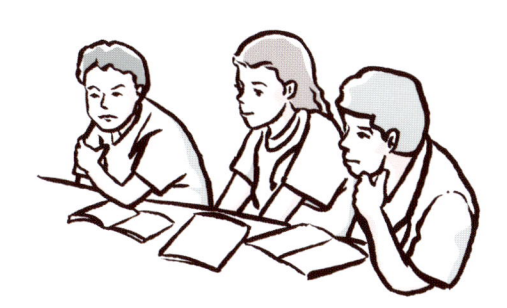

Column

個人尊重

　ある会合で知人の奥様から怒った口調で相談を受けた．「主人が癌らしいのですが，主治医に電話をかけたら『御主人に聞いてくれ』とだけ言われ，すぐに電話を切られた．とても心配しているのに！」この相談を受けたとき，私は米国と日本の癌の告知に対する違いをどのように奥様に伝えるべきか困惑してしまった．米国では，「あなたは癌です」と，本人に直接告知する．本人の病気・身体なのだから真実を直接伝え，患者本人が最終的に診断・治療方針を決定するのが自然であるという理論からであろう．日本ではその逆で，まず家族に相談し，本人に率直に伝えるべきかどうか伺い，本人への告知を決定していくといった段階を踏むことが，私が研修医時代に受け持った患者さんに多々あった．個人を尊重し，情報を本人にのみ話し，本人が癌であることを家族に隠すこともある米国とは大きな違いである．さきほどの奥様にこの違いを説明したが，わかっていただけたかどうか不安である．ただ，ご主人の主治医も，もう少し家族に配慮してもいいのではと思う．

　話は変わるが，米国の家庭内でも，この"個人尊重"は見受けられる．親と子供であってもお互い個人として尊重しあうことが期待されている．例えば，家事や育児の一端として親からしてもらえる「あたりまえ」のことであっても，子供は，"Thank you very much"とお礼を言うようにしつけられる．逆に親が子供に何か頼みごとをしたときも同様に，親は子供にお礼を言う．配偶者間でも同様である．私も常日頃，妻に「ありがとう」と言うように努力しているのだがなかなか言えないものである．

4章 症例プレゼン Before・After

★1 症例プレゼンを改善するポイント

4章 症例プレゼンBefore・After

1. 症例プレゼンを改善するポイント

　ここでは，「2章-2　診療録記載の見本」(p.38)で示した症例を基に，症例オーラルプレゼンテーションの改善前・改善後例をご紹介する．診療録には情報を余すことなく記載するが，症例オーラルプレゼンテーションでは重要なポイントのみ述べる．ここでもう一度，米国式プレゼン法のポイントをおさらいしてみよう！

⭐1 Opening Statement & 主訴

Before 改善前

　患者さんは50歳男性，既往歴として糖尿病，高血圧，2000年虫垂摘出術を施行，2001年3月胃癌を診断され胃全摘施行，その後，化学療法を2クール受け，副作用で軽度の肝機能障害を発症したが特に問題なく軽快．その後のフォローでは特に再発なし．今回この患者さんが急性発症の前胸痛にて来院．

> **ポイント　3章-3-①（p.69参照）**
>
> 　Opening Statement &主訴は劇のタイトルであり，1センテンスで述べる．今回の主訴である胸痛の鑑別診断に関係のなさそうな虫垂切除術，胃癌の既往はここでは省き，必要ならば既往歴で述べる．
> 　逆に，冠危険因子である糖尿病，高血圧などは主訴に関係する既往歴（陽性所見）でありOpening Statementで述べる．

After 改善後

　患者さんは50歳日本人男性，既往歴として高血圧・糖尿病があり今回4時間前に突然発症した前胸部痛で救急室来院．

★2 現病歴

Before 改善前

　現病歴ですが，12月12日朝4時頃テレビを見ているとき前胸部痛を発症．4時30分頃には痛みはマーロックス服用後軽快．その後，6時30分にまた同様の胸痛を発症し20分間続いたため救急室来院．12月11日の夜は特に同様の症状はなかった．救急室で心原性酵素は正常．心電図ではV₁–V₄誘導にT波の陰転下を認めた．

ポイント　3章–3–②（p.70参照）

　現病歴は，発症を日付で述べるのは避け，入院何時間あるいは何日前で，それが何時間・何日間続いたというように述べる．発症して以来の時間経過とともに述べる（chronological order）．
　内容には痛みの10カ条を忘れずに．
　現病歴には入院時検査所見は含まない．
　また，Opening Statement & 主訴，現病歴，既往歴，生活歴，身体所見，診断学的検査結果と述べていくのであって，その順番を厳守すること．既往歴・その他（外来通院歴・入院歴・家族歴・社会歴・服用薬剤・ROSなど）のなかで，今回の問題点解決・鑑別疾患確立に重要な情報となる陽性所見と陰性所見については，この現病歴で述べる．

After 改善後

　現病歴ですが，患者さんは来院4時間前までは特にいつもと変わらない健康状態であったが，テレビを見ているとき突然前胸部痛を発症，マーロックスを服用し，30分間後に軽快．この痛みは7/10の強さの押しつぶされるような痛みで，10/10まで増悪，前頸部，下顎部に放散痛があった．入院前1時間半前には同様の前胸部痛が再発し，マーロックス服用後20分間経っても軽快しないため救急車を呼び，救急センター来院．このとき，特に呼吸苦，悪心嘔吐，冷汗，動悸などなし．過去に同様の症状，心臓病の既往はなく，コレス

テロール値を知らない．タバコを1日1箱吸い，以前医師に早期の肺気腫があると言われたが，吸入薬は使用していない．5日間咳をしているが，特に，発熱，痰はない．食前食後胸やけの既往もない．肺塞栓症のリスクファクターも特になし．最近健康ではあったが，離婚し，ストレスが増えた．

⭐3 既往歴

Before 改善前

既往歴としては幼少時扁桃摘出術．2000年には虫垂切除術．胃癌，高血圧，糖尿病あり．

> **ポイント** 3章-3-③（p. 76参照）
>
> 既往歴では，過去あるいは現在かかっている病気（illnesses），手術歴，現在あるいは最近まで服用していた薬剤，アレルギー歴，家族歴などを簡単に述べる．ここでも陽性所見と陰性所見を考え，鑑別疾患と関係ある既往歴は詳しく述べる（今回の問題解決，鑑別疾患を立てるのに重要な既往歴は，すでに現病歴のなかで簡単に述べられており，省かれることもある）．
>
> さらには，プレゼンターの判断で，現在の問題点解決，鑑別疾患を立てるのに全く関係のない既往歴を省略することもある．例えば，幼少時代の虫垂炎の既往などは，今回の例では省くことも十分考えられる．

After 改善後

既往歴として10年前からの高血圧・糖尿病あり，糖尿病性網膜症と1年前に診断を受けてレーザー治療施行．また，2年前胃癌を診断され胃全摘施行，その後，化学療法を2クール受け，副作用で軽度の肝機能障害を発症したが特に問題なく軽快．その後のフォローでは特に再発なし．

薬剤アレルギーは特になく，処方薬として，ノルバスク，フルイトランを服用し，インスリン使用中．家族歴として，兄が56歳のとき心筋梗塞で死亡

しており，父は糖尿病，高血圧の治療中である．

④ 生活歴

Before 改善前

生活歴ですが，横浜生まれ横浜育ち．大学卒業後弁護士として勤務．30 pack-yearの喫煙歴あり，飲酒歴はなし．

> **ポイント 3章-3-④（p. 77参照）**
>
> 生活歴では，飲酒歴，喫煙歴，違法薬剤使用歴（IV drug useなど）について簡潔に述べるのであるが，ここでも陽性所見と陰性所見を考え，鑑別疾患と関係ある生活歴を詳しく述べ，そうでないものは省く．
> 喫煙・コカインの使用歴などは冠状動脈疾患に関係しており述べる必要があるが，出身地，職業などは特に関係なさそうであるためここでは省く．ストレスに関しては，すでに現病歴で述べられている．

After 改善後

生活歴ですが，30 pack-yearの喫煙歴あるが特にIV drug・コカイン使用歴なし．飲酒歴はなし．

⑤ 身体所見

Before 改善前

身体所見ですが，バイタルサイン：両腕とも血圧160/80，心拍90，呼吸数16，熱は特になし．胸痛のため軽度苦悶様を呈し，全身発汗を認める．頭部所見は特に異常なし．頸部所見は，頸動脈に雑音認めず，頸動脈拍動正常，甲状腺腫大を認めず．頸静脈圧は胸骨角から7 cm．胸部ですが，特に圧痛・発疹なく，呼吸音左右差なく，湿性ラ音，喘鳴は認めない．循環器系所見で

すが，リズム整で，心雑音，ギャロップは認めない．腹部所見は正常範囲内．直腸診では便潜血は認めない．末梢は，特にチアノーゼ，浮腫は認められず，脈拍は均整で対象である．

　神経所見ですが意識清明，脳神経は正常．筋力は正常で左右差なく，反射は2＋で対称性，特に病的反射認めない．軽い触覚は正常．小脳機能指鼻試験と踵脛試験は正常．

> **ポイント** 3章–3–⑤（p. 78参照）
>
> 　現病歴同様，陽性所見と陰性所見を十分考慮し，今回来院・入院した問題点，鑑別疾患確立に関係する臓器システムに関しての身体所見を特に詳しく述べる．必要でない臓器システムの身体所見は省く．
>
> 　上記例において，心臓所見はもう少し詳しく，逆に神経所見などは簡単でよいであろう．「頸動脈所見ですが〜」，「循環器系所見ですが〜」などという前置きもさほど必要ではない．
>
> 　上記の良い点としては，バイタルサインと全身状態を簡潔に，そして，頭から足先まで必要な身体所見を順番に述べている点はポイントを押さえている．

After　改善後

　身体所見ですが，バイタルサイン：両腕とも血圧160/80，心拍90，呼吸数16，発熱はなし．胸痛のため苦悶様，全身発汗を認める．頭部は特に異常なし．頸動脈雑音認めず，頸動脈拍動正常，甲状腺腫大認めず．45°座位で頸静脈圧は胸骨角から7 cm．胸部特に圧痛・発疹なく，肺は，呼吸音左右差なく，湿性ラ音，喘鳴は認めない．心尖拍動は外側前腋窩線上に偏位し，直径は1.5 cm．Ⅰ音，Ⅱ音ともに正常，Ⅲ音，Ⅳ音なし．心雑音，心膜摩擦音なし．

　腹部肝脾腫なく圧痛認めない．直腸診では便潜血陰性．末梢所見，特にチアノーゼ，浮腫は認められず，脈拍は均整で対象である．神経所見は特に異常ない．

⑥ 診断学的検査

Before 改善前

　白血球 8,000，好中球 70%，リンパ球 20%，ヘモグロビン 13，MCV 90，血小板 200,000．ナトリウム 133，カリウム 3.2で正常より低値．クロライド 118，バイカーボネイト 23，クレアチニン 1.0．凝固異常なし．心原性酵素トロポニンIは1.0．肝機能，尿検査は正常．立位胸部X線では，軽度心拡大を認めるが，うっ血像なく，特に縦隔の拡大なし．心電図では，1 mmのST低下をV_{1-2}誘導で認め，左室肥大あり．

> **ポイント** 3章-3-⑥（p. 82参照）
>
> 　上記のように血算，生化学（電解質・腎機能・肝機能検査），尿検査というような順番ではなく，鑑別疾患確立に必要な検査結果（陽性・陰性所見）を，聴衆が知りたいと思う順番に述べる（基本的に血液検査→その他の検査という順で述べるが）．
>
> 　また，血液検査など正常値をだらだらと述べるのも避け，「血算・電解質・腎機能・肝機能検査はナトリウム 133，カリウム 3.2を除いて正常範囲」などと省略する．
>
> 　さらに，「ナトリウム 133，カリウム 3.2で正常より低値」のように聴衆が明らかに理解できる検査所見の解釈を1つ1つ述べるのも避ける．

After 改善後

　検査では心原性酵素トロポニンI 1.0と軽度上昇．血算・生化学・凝固検査はナトリウム 133，カリウム 3.2を除いて正常範囲．立位胸部X線では軽度心拡大を認めるが，うっ血像なく，特に縦隔の拡大なし．心電図では1 mmのST低下をV_{1-2}誘導で認め，左室肥大あり．

7 まとめの言葉

Before 改善前

　患者さんは50歳男性，既往歴として2000年虫垂摘出術，2001年3月胃癌を診断され胃全摘のある患者さんが，急性発症の前胸痛にて来院．

　身体所見では，バイタルサイン：血圧 160/80（左右差なし），心拍 90，呼吸数 16，熱は特になし．胸痛のため軽度の苦悶様状態を呈し，全身発汗を認め，頭部所見は特に異常なし．循環器系所見ですが，リズム整で，心雑音，ギャロップは認めません．腹部所見は正常範囲内．直腸診では便潜血は認めません．神経所見ですが意識清明，脳神経は特に異常認めず．筋力は正常で左右差なく，温痛覚，振動覚正常左右差なし．腱反射は，左右差なく1＋．特に病的反射認めない．

> **ポイント** 3章-3-⑦（p. 83参照）
>
> 　2～3センテンスで簡単に，今まで述べた症例オーラルプレゼンテーションのまとめをする．ここには，Opening Statement同様，ID，問題点に関係する既往歴，そして主訴および現病歴から始まり，重要な身体所見，検査所見をひとことずつ述べる．
>
> 　サマリーは時間の限られたプレゼンテーションでは省かれることもあり，だらだらとそれまで述べたことをくり返す必要はない．

After 改善後

　まとめですが，患者さんは，50歳日本人男性，既往歴として高血圧・糖尿病・喫煙があり今回4時間前に突然発症した前胸部痛で救急室来院．身体所見では，胸痛にて軽度の苦悶様を呈し，発汗を認め，頸静脈圧は胸骨角から7cmだが，特に喘鳴，ラ音はなく，CXR上も軽度心拡大以外うっ血像なし．心電図では，1mmのST低下をV$_{1-2}$誘導で認め，トロポニンI値軽度上昇．

8 プロブレムリスト，アセスメント・プラン

Before 改善前

プロブレムナンバー1　原発性アルドステロン症疑い

　入院時，2種類の経口抗高血圧薬を服用しているにもかかわらず，高血圧を認め，さらに低カリウム血症を認めた．原発性アルドステロン症が疑われるため，血清レニン活性，アルドステロン値を測定する．高血圧はカリウム剤を加え，カリウム値をモニターする．

プロブレムナンバー2　糖尿病

　入院時血糖109と正常範囲内であった．HbA1cを測定と，毎食前，就寝前の血糖値測定．糖尿病食，インスリンを続行する．

プロブレムナンバー3　心筋梗塞

　特徴的狭心痛に加え，冠危険因子（高血圧，糖尿病の既往，喫煙歴，家族歴）あり．トロポニンI陽性，心電図異常より心筋梗塞と診断．CCUに入院し，8時間おきに心電図・心原性酵素測定．治療として，酸素投与，アスピリン，抗凝固療法，ニトログリセリン，メトプロロール開始．本日冠状動脈造影を行なう．

> **ポイント** 3章-3-⑧，⑨（p. 84参照）
>
> 　最も重要なプロブレムを最初にあげることと（そのプロブレムは，ほとんどの場合，主訴と関係している），重症度の高く，致命的となる可能性があるプロブレムから順にあげるというポイントから，上記では，「胸痛」がプロブレムナンバー1になる．
>
> 　肺梗塞，その他胸痛の鑑別診断は考えられ，診断が確定していない状態で安易に診断を決めない（「Tunnel vision」p.85参照）！というポイントから，「プロブレムナンバー3　心筋梗塞」というより「プロブレム1　胸痛」とする．
>
> 　2～3個のプロブレムを，鑑別疾患を考えず1つにしてしまうことは避ける（「Lumping」p.85参照）．上記例では，高血圧と低カリウム血症か

ら，他の鑑別疾患を考えず原発性アルドステロンと決めてしまい，プロブレムリストに，「2．高血圧　3．低カリウム血症」ではなく，「原発性アルドステロン」と述べてしまっている．高血圧は，本態性，2次性高血圧症あるいは胸痛のために一過性に上がっているものかもしれないし，低カリウム血症は高血圧薬サイアザイドの副作用かもしれない！

After 改善後

プロブレムナンバー1　胸痛

　特徴的狭心痛に加え，冠危険因子（高血圧，糖尿病の既往，喫煙歴，家族歴）あり，さらには，トロポニンⅠ軽度上昇，心電図異常より心筋梗塞が最も考えられる．他の鑑別疾患として，解離性大動脈瘤，逆流性食道炎，肋軟骨炎，肺梗塞などがあげられるが，X線にて特に縦隔拡大見られず，血圧左右差なく，正常動脈拍動，胸部圧痛なく否定的．特に血栓症を起こすリスクもない．

　CCUに入院し，8時間おきに心電図・心原性酵素測定．治療として，酸素投与，アスピリン，抗凝固療法，ニトログリセリン，メトプロロール開始．本日冠状動脈造影を行なう．

プロブレムナンバー2　高血圧

　年齢と糖尿病の既往，高血圧の家族歴より，本態性高血圧症がまず診断としてあげられる．ただ，入院時，2種類の経口降圧薬を服用しているにもかかわらず，高血圧を認め，さらに低カリウム血症を認めたため，2次性高血圧症として，原発性アルドステロン症が鑑別疾患としてあげられる．身体所見よりクッシング症候群を疑わせる所見は特になく否定的．

　診断学的プランとして，血清レニン活性，アルドステロン値を測定する．治療としては，ノルバスクを続行し，心筋梗塞も疑われ，後負荷軽減また，糖尿病の既往もあるためACE阻害剤を加え，血圧を130/80以下に保つ．教育学的プランとしてプロブレム4と同様，食事教育を行なう．

プロブレムナンバー3　低カリウム血症

　降圧薬として，サイアザイド系利尿薬を服用しており，これによる副作用か．また，原発性アルドステロン症も鑑別にあがるが前述．診断学的プラン

として，尿中カリウム値，血清レニン活性，アルドステロン値を測定する．カリウム剤を加え，カリウム値をモニターする．

プロブレムナンバー4　糖尿病

　入院時血糖109と正常範囲内であった．HbA1cを測定と，毎食前，就寝前の血糖値測定．糖尿病食，インスリンを続行する．食事教育を行なう．

9　全文

　患者さんは50歳日本人男性，既往歴として高血圧・糖尿病があり今回4時間前に突然発症した前胸部痛で救急室来院．

　現病歴ですが，患者さんは来院4時間前までは特にいつもと変わらない健康状態であったが，テレビを見ているとき突然前胸部痛を発症，マーロックスを服用し，30分間後に軽快．この痛みは7/10の強さの押しつぶされるような痛みで，10/10まで増悪，前頸部，下顎部に放散痛があった．入院前1時間半前には同様の前胸部痛が再発し，マーロックス服用後20分間たっても軽快しないため救急車を呼び，救急センター来院．このとき，特に呼吸苦，悪心嘔吐，冷汗，動悸などなし．過去に同様の症状，心臓病の既往はなく，コレステロール値を知らない．タバコを1日1箱吸い，以前医師に早期の肺気腫があると言われたが，吸入薬は使用していない．5日間咳をしているが，特に，発熱，痰はない．食前食後胸やけの既往もない．肺塞栓症のリスクファクターも特になし．最近健康ではあったが，離婚し，ストレスが増えた．

　既往歴として10年前からの高血圧・糖尿病あり，糖尿病性網膜症と1年前に診断を受けてレーザー治療施行．また，2年前胃癌を診断され胃全摘施行，その後，化学療法を2クール受け，副作用で軽度の肝機能障害を発症したが特に問題なく軽快．その後のフォローでは特に再発なし．

　薬剤アレルギーは特になく，処方薬として，ノルバスク，フルイトランを服用し，インスリン使用中．家族歴として，兄が56歳のとき心筋梗塞で死亡しており，父は糖尿病，高血圧の治療中である．

　生活歴ですが，30 pack–yearの喫煙歴あるが特にIV drug・コカイン使用歴

なし．飲酒歴はなし．

　身体所見ですが，バイタルサイン：両腕とも血圧 160/80，心拍 90，呼吸数 16，発熱はなし．胸痛のため苦悶様，全身発汗を認める．頭部は特に異常なし．頸動脈雑音認めず，頸動脈拍動正常，甲状腺腫大認めず．45度座位で頸静脈圧は胸骨角から7 cm．胸部特に圧痛・発疹なく，肺は，呼吸音左右差なく，湿性ラ音，喘鳴は認めない．心尖拍動は外側前腋窩線上に偏位し，直径は1.5 cm．Ⅰ音，Ⅱ音ともに正常，Ⅲ音，Ⅳ音なし．心雑音，心膜摩擦音なし．

　腹部肝脾腫なく圧痛認めない．直腸診では便潜血陰性．末梢所見，特にチアノーゼ，浮腫は認められず，脈拍は均整で対象である．神経所見は特に異常ない．

　検査では，心原性酵素トロポニンⅠ1.0と軽度上昇．血算・生化学・凝固検査はナトリウム 133，カリウム 3.2を除いて正常範囲．立位胸部X線では軽度心拡大を認めるが，うっ血像なく，特に縦隔の拡大なし．心電図では1 mmのST低下をV$_{1-2}$誘導で認め，左室肥大あり．

　まとめですが，患者さんは50歳日本人男性，既往歴として高血圧・糖尿病・喫煙があり今回4時間前に突然発症した前胸部痛で救急室来院．身体所見では胸痛にて軽度の苦悶様を呈し，発汗を認め，頸静脈圧は胸骨角から7 cmだが，特に喘鳴，ラ音はなく，CXR上も軽度心拡大以外うっ血像なし．心電図では，1 mmのST低下をV$_{1-2}$誘導で認め，トロポニンⅠ値軽度上昇．

アセスメントプラン
プロブレムナンバー1　胸痛

　特徴的狭心痛に加え，冠危険因子（高血圧，糖尿病の既往，喫煙歴，家族歴）あり，さらには，トロポニンⅠ軽度上昇，心電図異常より心筋梗塞が最も考えられる．他の鑑別疾患として，解離性大動脈瘤，逆流性食道炎，肋軟骨炎，肺梗塞などがあげられるが，X線にて特に縦隔拡大見られず，血圧左右差なく，正常動脈拍動，胸部圧痛なく否定的．特に血栓症を起こすリスクもない．

　CCUに入院し，8時間おきに心電図・心原性酵素測定．治療として，酸素投与，アスピリン，抗凝固療法，ニトログリセリン，メトプロロール開始．本

日冠状動脈造影を行なう．

プロブレムナンバー2　高血圧

　年齢と糖尿病の既往，高血圧の家族歴より，本態性高血圧症がまず診断としてあげられる．ただ，入院時，2種類の経口降圧薬を服用しているにもかかわらず，高血圧を認め，さらに低カリウム血症を認めたため，2次性高血圧症として，原発性アルドステロン症が鑑別疾患としてあげられる．身体所見よりクッシング症候群を疑わせる所見は特になく否定的．

　診断学的プランとして，血清レニン活性，アルドステロン値を測定する．治療としては，ノルバスクを続行し，心筋梗塞も疑われ，後負荷軽減また，糖尿病の既往もあるためACE阻害剤を加え，血圧を130/80以下に保つ．教育学的プランとしてプロブレム4と同様，食事教育を行なう．

プロブレムナンバー3　低カリウム血症

　降圧薬として，サイアザイド系利尿薬を服用しており，これによる副作用か．また，原発性アルドステロン症も鑑別にあがるが前述．診断学的プランとして，尿中カリウム値，血清レニン活性，アルドステロン値を測定する．カリウム剤を加え，カリウム値をモニターする．

プロブレムナンバー4　糖尿病

　入院時血糖109と正常範囲内であった．HbA1cを測定と，毎食前，就寝前の血糖値測定．糖尿病食，インスリンを続行する．食事教育を行なう．

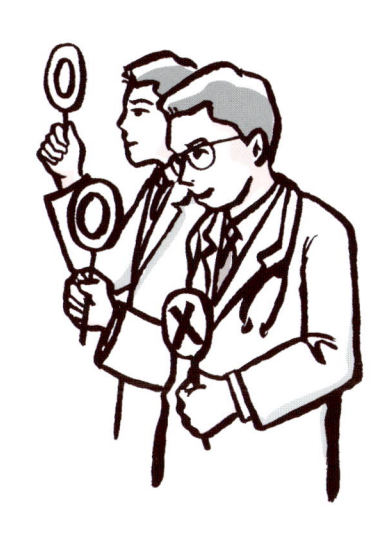

Column

米国一般内科初期研修4年間へ？？

ACGME（Accreditation Council for Graduate Medical Education，卒後教育認可委員会）という機関がある．研修医の権利，教育機会を確保することを主な目的として，研修プログラムを認可する機関であり，その認可にはある一定の基準を設けている（詳しくはhttp://www.acgme.org/）．全米に存在する研修プログラムはACGMEの認可なしには，国からの補助金も得られず，また，研修終了後に受験する専門医試験の資格も取得できないため，研修医が集まらないことになり，プログラム・病院にとっては死活問題となる．

2003年7月から新たに加わった基準に以下がある．

① 研修医は，病棟研修時の当直は3日おき，週に合計80時間以上入院患者さんの診療にあたってはいけない
② 1年目研修医は，24時間で新入院患者は5人まで，48時間以内で8人まで，全受け持ち患者数は12人を超えてはいけない
③ 週に必ず1日の休暇をとる

先日も全米トップクラスの医学部，ジョンズホプキンス大学のある研修プログラムがACGMEの基準に満たなかったため認可を一時取り消された．ただ，この基準により研修医の権利というのが守られる反面，患者さんに接する時間が減り，臨床経験が十分積めなくなることが懸念されている．2003年に行なわれた米国総合内科学会総会にて，一般内科初期研修期間を現行の3年から4年に延長するという提案がなされた．建て前としては，以下の延長理由がある．

① さらに深く，広く知識を得る
② 医療チームの中心となるものとして必要な医療情報学，医療経済学，リーダーシップ教育を行なう

しかし，そう簡単に研修期間を延長できないのが現状で，反対意見もかなり多く存在する．2002年の報告では，米国医学部卒業生の17.9％が＄150,000以上にもおよぶ教育費用の借金をかかえているため，もし1年初期研修期間が延びると借金返済が遅れるため，内科不人気に拍車がかかり，プライマリーケア医不足を招きかねない．また，研修病院の外来

では，教育のため患者数を減らすことにもなり，いずれにしても財源が必要になってくる．ただ，"お金"のことが解決できれば，大多数の専門家は4年間の一般内科初期研修に賛成しているようである．日本とは医学部制度（米国では4年生大学卒業後，4年間の医学校に進み，医学校3～4年目は，ある程度責任をもち臨床現場でのトレーニングをさまざまな科で行なう）も研修制度（米国では医学校卒業後外科では5年間，内科・小児科では3年間の一般初期研修が必須）も異なり単純比較はできないが，日本で2004年度から導入義務化される一般初期研修期間2年間というのも，5年後，10年後には問題になってくることもあるかもしれない．

参考文献

1) 岸本暢将：アメリカ臨床留学大作戦 コラム「研修プログラムの評価」．レジデントノート，4（12）：2003

2) レポート 米国における臨床研修の質を保証：ACGME（米国卒後医学教育認可評議会）の役割．医学界新聞 医学生・研修医版，17（8）：2002

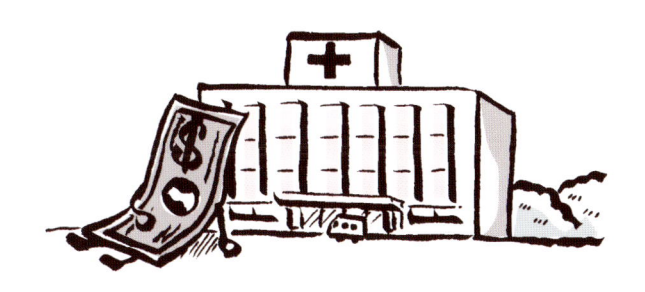

MEMO

5章 こんなときどうする？ 状況別プレゼンテクニック

- ★1 ICUでの症例オーラルプレゼンテーション "By system" ……112
- ★2 当直医への引継ぎ（申し送り）時のプレゼン ……123
- ★3 救急室で指導医にプレゼン——2分以内のプレゼン ……128

5章
こんなときどうする？ 状況別プレゼンテクニック

1. ICUでの症例オーラルプレゼンテーション "By system"

　外来，および入院診察時などにおける，患者の一般的プレゼンテーションについて説明してきたが，米国では，集中治療室（Intensive Care Unit：ICU）に入院している患者についてのプレゼンテーションおよび診療録記載（カルテ記載）は，これとは異なった"By system"と呼ばれる形式で行なうのが通常となっている．応用編としてICUで行なわれる"By system"によるプレゼンテーションを簡単に紹介したい．

　"By system"とは，全身をいくつかのFunctional unitsに分けて，順序を追って述べていくやり方である．まず理解しやすいようにこのプレゼンテーションを2つのパートに分けて説明する（設定：入院翌日の早朝のICU回診）．

★1 By systemの構成

■ パート1

　Opening Statementおよび主訴から現病歴，入院時身体所見，検査所見で，今回入院した理由を2分程度に簡単にまとめる（「3章-3　症例オーラルプレゼンテーションの構成と注意点」p.69参照）．ただ，ICUでのプレゼンテーションでは既往歴，生活歴は特に問題点に関係しない限り，省略されることが多い（「3章-3-②　現病歴（History of Present Illness：HPI）」p.70参照）．ここでは，さらに，入院後経過を簡単に述べる．

■ パート2

　system別に分けて，症状，身体所見，検査結果，アセスメント・プランまでを述べる．その項目は以下の7つが基本である．骨格筋系（Musculoskeletal system）を加えることも可能である．

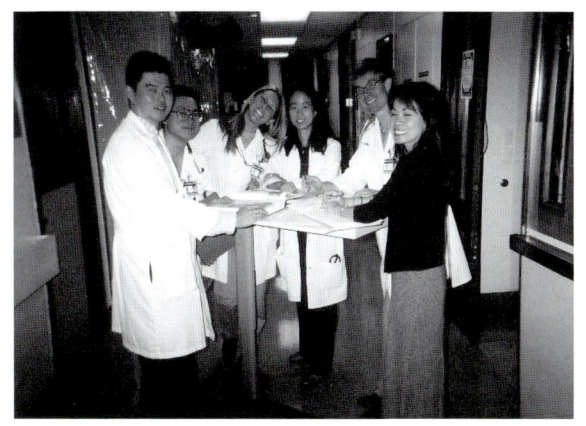

● **ICUラウンド**
一番左：指導医，左から2番目：神谷 亨先生，
一番右：薬剤師，その間の3人：内科レジデント

1. 神経系（Neurologic system：Neuro）
2. 心・循環器系（Cardiovascular system：CV）
3. 呼吸器系（Pulmonary system：Pulm）
4. 消化器系（Gastro-intestinal system：GI）
5. 腎・泌尿器系（Genitor-urinary system：GU）
6. 内分泌系（Endocrine system：End）
7. 血液・感染症系（Hematological / infectious disease system：Hem/ID）

さらに各々のsystemのなかでSubjective finding，Objective finding，Assessment，Planの順で述べていく（SOAP）．ここでもやはり，陽性所見・陰性所見を考慮し，問題点とは無関係な所見は省くことが多い．

また，Subjective finding（症状など）は，ICUに入院している患者さんは，気管挿管＋人工呼吸をされていることが多く，その場合は聴取できないことが多い．

また，各systemすべてについてSOAPを述べていくと，長時間になるので，現実的にはあまり問題のないsystemについてはObjective findingを述べるにとどめ，問題となっているsystemについてはきちんとアセスメント・プランを

述べることが多い（例：胸痛で入院している患者で，特にNeurologicalに問題なければ，"Neuro system-Alert and Oriented, no focal sign"で次のシステムに進む．一方，CV systemでは，所見，アセスメント・プランまで詳しく述べる）．

★2 一般的に各system内にて述べる内容

1 神経系（Neurologic system）

　sedative agents（鎮静薬，鎮痛薬など）を使用していればその種類，量について述べ，どの程度の鎮静が得られているかを述べる（主にRamsay Scale使用）．特に，意識障害や脳血管障害で入院していれば，この項目がメインとなるため，神経学的所見，アセスメント・プランをしっかりと述べる．

2 心・循環器系（Cardiovascular system）

　必ず含まなければならないのは血圧，脈拍値などのバイタルサイン，昇圧剤（vasopressor）を使用していればその種類，量を述べる．スワンガンツカテーテルなどのモニターが使用されていれば，そのデータも述べる．特に胸痛，心不全などの循環器系の問題点で入院されている患者さんでは，心・循環器系の所見，アセスメント・プランをしっかり述べる．

3 呼吸器系（Pulmonary system）

　RR，O_2 saturationについて必ず触れる．人工呼吸器につながれている場合は，その設定について述べる．CXRをとっていればその所見を述べる．特に呼吸困難，肺炎，ARDSなど呼吸器系の問題点で入院されている患者さんでは，呼吸器系の所見，アセスメント・プランをしっかり述べる．

4 消化器系（Gastro-intestinal system）

　どのような胃潰瘍予防（ulcer prophylaxis：H_2ブロッカーやプロトンポンプインヒビター）を行なっているか．栄養状態はどうか（経管栄養・経静脈栄

養）などについて述べる．特に消化管出血，肝不全など消化器系の問題点で入院されている患者さんでは，消化器系の所見，アセスメント・プランをここでしっかり述べる．

5 腎・泌尿器系（Genitor-urinary system）

ここでは腎機能（インアウトも含む），電解質，酸塩基状態（acid-base）について述べる．ちなみに米国集中治療専門医（intensivist）たちは呼吸器系（Pulmonary system）と同等にこの項目が好きである．酸塩基平衡異常の分析，その鑑別疾患など，最も時間を割いて講義をするsystemである．特に急性腎不全，電解質異常，酸塩基平衡（acid-base）異常など腎尿路系の問題点で入院されている患者さんでは，腎尿路系の所見，アセスメント・プランをしっかり述べる．

6 内分泌系（Endocrine system）

内分泌の問題があれば，それについて述べる．実際は糖尿病が最も多く，血糖値およびインスリン量（insulin dose）について語られることが多い．特に糖尿病合併症など，内分泌系の問題点で入院されている患者さんでは，内分泌系の所見，アセスメント・プランをしっかり述べる．

7 血液・感染症系（Hematological/infectious system）

発熱の有無について述べる．また，中心静脈ラインの留置日数などもチェックする．血算・凝固のデータから白血球上昇，貧血などがないか，凝固異常がないかなどについて述べる．さらに感染症があれば，それがどのような感染症で，治療法として，抗生物質の種類，量，使用開始して何日目であるかなどについて述べる．培養結果なども述べる．特に血液系疾患，感染症の問題点で入院されている患者さんでは，血液系疾患，感染症系の所見，アセスメント・プランをしっかり述べる．

8 ICU　ルーチン

各Systemとは別に，ICU患者にはいつも行われる（ルーチン）ことを述べ

る．ときには，深部静脈血栓症（Deep Venous Thrombosis：DVT）予防の有無に関してである．

　上記"By system"は，とくに重篤状態にある患者を，各臓器もれなくケアするためには非常に有効なやり方であると考える．また，ICU患者に限らず"By system"で考える癖をつけると，もれが少なく役立つことが多い．ただし，パート１で，簡潔かつ明瞭に問題点を聴衆に伝えなければ，パート２で，ただ上から下まで全身所見を棒読みしただけの，的外れなプレゼンテーションになりやすいので，注意が必要である．

3　ICUでの症例オーラルプレゼンテーションの例

　以下にICUの症例オーラルプレゼンテーションの英語，日本語例をそれぞれご紹介する

日本語例

　患者さんは72歳男性．既往歴として胆嚢胆石，冠動脈疾患，冠動脈バイパス手術，慢性心房細動，２型糖尿病があり，急性壊死性膵炎およびそれに伴うSIRSのため，ハワイ島より搬送された患者さんです．

現病歴

　患者さんは今回入院４日前まで普段と変わらず問題ありませんでしたが，緩慢発症，持続性で鋭い上腹部痛が生じたため，ハワイ島H病院を受診し急性膵炎と診断され同日入院となりました．その後，内科的治療を受けていましたが，入院３日目に呼吸不全，低血圧，急性腎不全となり，ARDS，SIRS，ATNと診断され，さらに気管挿管されました．昨夜，さらなる精査加療のため当院へ搬送入院となりました．

　身体所見上として，バイタルサインは　血圧 124/62，脈拍数 110，呼吸数 14，体温 37℃，酸素飽和度は100%酸素下で99%でした．心音リズムは不整ですが心雑音，ギャロップリズムは認めません．腹部膨満，腸音低下を認めました．その他については特に異常所見はありませんでした．

血液検査では，クレアチニン 4.5，カリウム 4.0，グルコース 230，カルシウム 6.6，アミラーゼ 670，リパーゼ 132，アルブミン 2.8，総ビリルビン 4.5，直接ビリルビン 3.0，AST 62，ALT 52，LDH 72，ALP 248，TG 252，白血球数 12,700，ヘモグロビン 10.8，ヘマトクリット 29.6，血小板 12万でした．

　H病院にて撮影された腹部造影CTでは，膵腫脹さらに膵頭部には造影効果のないスポットを認め，これは壊死所見と思われます．膵周囲の腹水は認めません．胆嚢胆石，総胆管結石を認めますが，総胆管拡大は認めません．

　昨夜当院ICU入院し，人工換気およびノルエピネフリン持続静注を開始しました．バイタルサインは安定していました．

　By systemに移ります．

　神経系：鎮静・鎮痛としてロラゼパム 2.5 mg/hour，フェンタニル 25 mcg/hourを使用しています．鎮静により，痛み刺激に対し軽度顔をしかめますが，命令には従いません．瞳孔は左右同等円形で対光反射は正常です．四肢を動かしています．

　心・循環器系：血圧 124/64，心拍数 110，リズムは不整で心房細動です．

　現在ノルエピネフリン 10 mcg/Kg/min使用しています．身体所見上，リズム不整ですが心雑音，ギャロップは認めません．

　アセスメント：#1 低血圧・SIRS，#2 頻脈性心房細動．

　プラン：#1 ノルエピネフリン減量，#2 ジギタリス開始，0.25 mg IVおよび0.125 mg NG隔日投与．

　呼吸器系：人工換気されています．呼吸数 12回，サチュレーションは99%です．

　人工呼吸器設定はPCVモードで，呼吸数 12回，High PEEP圧 30，Low PEEP圧 10，Pressure Support圧 25，FiO_2 60%です．身体所見では蓄痰音を認めますが，crackle，wheezeは認めません．本日の動脈血分析ではpH 7.42，PO_2 110，PCO_2 34，HCO_3 27でした．胸部レントゲン写真では両側性にびま

ん性陰影を認めます．
　アセスメント：＃1 急性膵炎に続発するARDSです．今のところ肺炎所見は認めません．
　プラン：サチュレーション94％を保ち，人工換気のウイーニング，吸痰の励行．

　消化器系：潰瘍予防としてザンタックを使用し，現在中心静脈栄養を65 ml/hourで行っています．身体所見では腹部膨満，腸音低下を認めます．本日の血液検査ではアミラーゼ 652，リパーゼ 136，総ビリルビン 3.6，直接ビリルビン 3.4，AST 64，ALT 56，LDH 84，ALP 264，Ca 6.2です．今朝撮影した腹部CTでは膵腫脹は変化ありません．総胆管結石を認めます．造影していないので壊死所見は不明です．
　アセスメント：＃1 総胆管結石を伴う重症壊死性膵炎，生化学検査および画像上は変化なし．＃2 Rule out 腹部コンパートメント症候群．
　プラン：＃1 内科的治療の継続（絶食，点滴継続，H$_2$ブロッカー，抗生物質）．消化器内科コンサルト，午後にERCPおよび乳頭部切開術を予定しています．＃2 膀胱内圧測定．

　腎・泌尿器系：昨日24時間では1,860 mlポジティブバランスで，尿量は270 mlでした．本日のデータではBUN 64，クレアチニン 5.8，ナトリウム 134，カリウム 4.5，クロール 110，HCO$_3$ 23，カルシウム 6.2．
　アセスメント：＃1 急性腎不全，膵炎に続発する尿細管壊死と思われます．＃2 重症膵炎による低カルシウム血症．
　プラン：＃1 腎臓内科コンサルト，本日血液透析を予定しています．＃2 カルシウム補正．

　内分泌系：現時インスリン4単位/時間で持続静注しています．血糖は110～120でよくコントロールされています．

　血液・感染症系：患者は無熱で経過しています．現在マーキシン 1g12時

間ごとの静注を行なっています．本日のデータでは白血球数12,500，桿状球増多を認めます．ヘモグロビン 10.3，ヘマトクリット 29.5，血小板 12万5千でした．

アセスメント：#1 CT上総胆管結石を認めるため急性胆管炎も考えます．白血球増多を認めますが，発熱はありません．#2 貧血，おそらく希釈性および腎性によるものだと思われます．

プラン：#1 セフォキシチン抗生物質投与の継続，#2 エリスロポエチン投与，ヘモグロビン 10以下のときは輸血を行う予定です．

英語例

This is a 72 year-old Hawaiian male with past medical history significant for GB stone, coronary artery disease status post CABG, chronic atrial fibrillation and type 2 diabetes mellitus who was transferred from the Big Island for further management of acute necrotizing pancreatitis and SIRS.

HPI：The patient was well in his usual state of health until 4 days prior to this admission when he noted gradual onset of upper abdominal pain, which was characterized by the patient as continuous and sharp. The patient was diagnosed with acute pancreatitis with CBD stones and admitted to Hilo Medical Center. Although the patient had had medical treatment, on the third day of admission he developed to respiratory distress, hypotension and acute renal failure which were diagnosed ARDS, SIRS and ATN. He was intubated. Last night the patient was transferred to Kuakini Medical Center for further evaluation and treatment.

Physical Examinaion：Vital signs：BP 124/62, PR 110, RR 14, BT 37.0, O_2 SAT 99 on ventilator and FiO_2 of 100%. Irregularly irregular heart rhythm and no murmur, no gallop rhythm. Abdomen：distended and hypoactive bowel sounds. Otherwise unremarkable exam.

Laboratory data：Chemistry and LFT–Cr 4.5, K 4.0, Glucose 230, Ca 6.6,

Amylase 670, Lipase 132, Alb 2.8, Total Bilirubin 4.5, Direct Bilirubin 3.0, AST 62, ALT 52, LDH 72, ALP 248, TG 252, CBC-WBC 12,700, Hb 10.8, Hct 29.6, Platelet 120,000, Otherwise not significant

Abdominal CT with contrast which was taken in Hilo Mecical Center showed acute pancreatitis, non-enhanced spot in pancreas head, no fluid collection around pancreas, positive GB stones and small CBD stone without CBD dilatation.

Overnight, the patient admitted to ICU and has been on mechanical ventilation and norepinephrine. His vital signs were stable.

By system

Neurologic system：The patient is sedated on Lorazepam 2.5 mg/hour and Fentanyl 25 mcg/hour. The patient responds only with grimace to pain stimuli. Pupils are equal and round, reactive to light. He was moving all extremities.

Cardiovascular system：Blood pressure 124/64, HR 110 and heart rhythm is atrial fibrillation with rapid ventricular response. The patient is on norepinephrine 10 mcg/Kg/min. Physical exam showed irregular irregular rhythm, no murmur, no gallop.

Assessment：#1 Hypotension due to SIRS from severe pancreatitis and possible sepsis. #2 Atrial fibrillation with Rapid Ventricular Response（RVR）

Plan：#1 we will continue maintenance IV fluid, and taper dose of norepinephrine with keeping mean arterial pressure above 70-75. #2 we will start digitalization with digoxin 0.25 mg IV and then 0.125 mg via NG QOD.

Pulmonary system：The patient is breathing on a ventilator. RR is 12/min, O_2 SAT 99%. Ventilator setting is PCV mode, RR 12/min, High PEEP of 30, Low PEEP of 10, Pressure support of 25, FiO_2 of 60%. Breath sounds are positive for rhonchi bilaterally without crackles or wheezes. ABG showed pH 7.42, PO$_2$ 110, PCO$_2$ 34, HCO$_3$ 27. Chest Xray showed bilateral diffuse infiltrate with air-bronchogram.

Assessment : Since patient has PaO$_2$/FiO$_2$ ratio<200, bilateral infiltrate in the setting of severe pancreatitis, most likely diagnosis is a ARDS with Systemic Inflammatory Response Syndrome (SIRS).

Plan : we will start ARDS protocol, wean mechanical ventilation with keeping O$_2$ Saturation>94%, and continue pulmonary toilet.

Abdomen : Physical examination showed distended abdomen and hypoactive bowel sounds. The patient is on ulcer prophylaxis with Protonix IV and TPN 65 ml/hour.

Today's lab data showed Amylase 652, Lipase 136, Total Bilirubin 3.6, Direct Bilirubin 3.4, AST 64, ALT 56, LDH 84, ALP 264, Ca 6.2. Abdominal CT without contrast was taken again in this morning, which showed unchanged pancreatitis finding with CBD stone.

Assesment : #1 Severe necrotizing pancreatitis with CBD stone and unchanged laboratory data and CT finding. #2 r/o abdominal compartment syndrome

Plan : we will assess a prognosis using Ranson's criteria in 48hrs as well as APACHE II score, continue medical treatment with NPO, IVF, H2blocker, and antibiotics with cefoxitin iv 1g q12hrs. We will obtaine GI specialist consultaion. ERCP and sphinctectomy are scheduled in this afternoon. #2 We will measure urinary bladder pressure through foley catheter.

GU system : positive balance with 1860 ml during 24 hours. 24 hours urine output was 270 ml. Today's labo data showed BUN 64, Creatinine 5.8, Sodium 134, Potassium 4.5, Cl 110, Bicarb 23, Ca 6.2.

Assessment : #1 acute renal failure due to ATN secondary to acute pancreatitis.

#2 Hypocalcemia due to pancreatitis.

Plan：#1 we will obtain nephrology consultation. Hemodialysis is scheduled for today.
#2 replace Calcium.

Endocrine system：The patient is on insulin drip 4 units/hour. Blood sugar has been well controlled about 110-120.

Hem and ID system：The patient is afebrile and currently on cefoxitin iv. WBC count is 12,500 with bandemia, Hb 10.3, Hct 29.5, platelet 125,000.

Assesment and plan：#1 possible diagnoses of cholangitis with leukocytosis. We will continue current antibiotics regimen, #2 anemia probably combined cause due to dilution and renal failure. We will start Erythropoietin. If Hb<10, consider transfusion.

5章 こんなときどうする？ 状況別プレゼンテクニック

2. 当直医への引継ぎ（申し送り）時のプレゼン

　米国と日本の病院においてはさまざまなシステムの違いがあるが，その一つに，米国の医師は日本での看護師と同様，シフト制で勤務していることが多い．研修医も同様で4日おきの当直以外の日は，朝の6～7時頃から仕事が始まり，夕方4時～5時頃には当直チームに自分のチームの受け持ち患者を引継ぐのである．引継ぎ後に起こった患者の問題点は，当直医あるいは夜間（午後7時～午前7時など）のみ勤務するレジデント（ナイトフロートという）によって対処される．極端な例をあげると，もし自分のチームの患者が夜中に亡くなったとしても，自分が当直でないかぎり呼び出されることは一切なく，引継いだ当直医・ナイトフロートによって対処される．このようにOn–Offがはっきりしていているので，働く側としては非常にありがたいが，問題になってくるのは「継続した患者ケア」である．

　主治医チームから当直医チームへの正確，敏速，簡潔な申し送りは，患者に起こった問題点をカバーするためには非常に重要であるので，当直医への引継ぎ（申し送り）時，以下にご紹介するような引継ぎシートを作成し，それをもとにプレゼンをし当直医に渡す．

　引継ぎシートの作成例を図に示す．当直医はいくつかのチームの患者をカバーするため，コールされてもすぐにわかりやすいように患者のリストをまず冒頭に作っておく．

1枚目　患者リスト

名前（Name）	部屋番号（Rm）	カルテ番号（No）	診断（Dx）	心肺停止時処置
田中A男	667	54-64-70	急性心不全	Full
山田B子	532	55-55-55	急性骨髄性白血病	DNR
鈴木C男	443	66-66-66	重積喘息発作	Full
中村D子	442	77-77-77	肺塞	Full

2枚目より，それぞれの患者の詳細を以下のように作る（アウトラインは統一）

Name: 田中A男
No: 54-64-70
Rm: 667

主治医：岸本暢将

コンサルト医：❶
　伊藤大樹（循環）
　木俣太郎（神経）

薬剤アレルギー：なし ❷
心肺停止時処置：Full* ❸

現病歴：21歳男性Becker's muscular dystrophyと7年前診断．その後特にフォローされておらず． ❹
　　　　1カ月前より両下肢の脱力感出現，浮腫にも気づく．2週間前より労作時呼吸苦，徐
　　　　々に起坐呼吸も出現．入院日，15分続く胸痛あり救急室へ．

既往歴：Becker's muscular dystrophy（MD）

❺ プロブレムリスト：
1. 心不全：Becker'sMDによる拡張型心筋症 Ejection Fraction 13%，フロセマイドにより利尿し呼吸苦，起坐呼吸軽快．ジゴキシン，スピロノラクトン，ACE阻害剤開始．喘鳴，Ⅳ音は現在なし．
2. 胸痛：心電図ST異常なし．トロポニンI陰性．明日，冠状動脈造影検査予定．
3. 肝機能異常：うっ血によるものと考える．AST/ALT 120/150．
4. 凝固異常：本日INR1.8．特に出血なし．
5. 下肢脱力感：1によるもの，あるいは，Becker'sMDの増悪も考えられる．

検査結果： ❻
心エコー（12/3）
　EF 13%，MR
腹部エコー（12/3）
　胆嚢壁軽度肥厚のみ

❽ To Do：
1. 呼吸苦，喘鳴，低酸素血症がみられたら，心不全の悪化，その原因検索も考え心電図，胸部X線確認後，フロセマイド投与を考慮すること．
2. 胸痛時，原因検索，心電図，心原性酵素のチェックを考慮すること．
3. 不整脈時，ACLS（Advanced Cardiac Life Support）で対応．カリウム，マグネシウムを含めた電解質をチェックすること．

薬剤： ❼
カプトプリル
ジゴキシン
スピロノラクトン
フロセマイド
カルベジロール
ビタミンK

＊心肺停止時処置：心肺停止時心肺蘇生を行なうか？ 昇圧剤・抗不整脈薬を使うか？ を記載
〔例：Full=full support（すべての処置を行なう），DNR: do not resuscitate など〕

◆引継ぎ申し送りシート

❶ 夜間緊急で専門医（コンサルト医）に連絡が必要となることもあるため記載しておく
❷ 夜間緊急で薬剤投与が必要になることもあるため記載しておく
❸ 夜間緊急で心肺蘇生が必要になることもあるため記載しておく
❹ 今回の入院理由，既往歴を簡潔に記載しておく
❺ 現在のプロブレムリストを簡潔に述べる〔自分が当直していて知りたいと思う（考える）情報はすべて記載〕
❻ 検査の重複防止，緊急時参考となる
❼ ❷同様
❽ ポイント3（p.125）同様

> **ポイント**
>
> 1. 引継ぎシートに詳しく記載しているため，プレゼンは敏速，簡潔に，そして正確に述べる
> 2. 重要なポイント，問題点はしっかりと述べ（特に今回の入院理由，現在のプロブレムリストは何か），引継ぎシートにも記載．キーとなる身体所見，検査結果なども述べ，記載しておく
> 3. To Doリストには，起こりえる問題点（現疾患の悪化，合併症など）を予測，記載しその対処法のアウトラインを簡単に述べたり，何か当直医にフォローしてもらいたい患者さんの状態，検査結果なども記載する

日本語例　引継ぎ時プレゼン

田中A男

21歳男性．Becker's muscular dystrophyと7年前診断．今回急性心不全にて入院．プロブレムとしては，

1. 心不全

    Becker's MDによる拡張型心筋症と考えられ，心エコー上Ejection Fraction 13%，フロセマイドにより利尿し喘鳴，ラ音は現在なし．ジゴキシン，スピロノラクトン，ACE阻害剤，βブロッカーを開始している．

2. 胸痛

    入院日15分持続する前胸部痛みられるも安静ですぐに軽快し，心電図ST異常なし．トロポニンI陰性．明日，冠状動脈造影検査予定．

3. 肝機能異常

    うっ血によるものと考える．AST/ALT 120/150．

4. 凝固異常

    本日INR 1.8．特に出血なし．

5. 下肢脱力感

心不全によるもの，あるいはBecker's MDの増悪も鑑別として考えられる．

もし，呼吸苦，喘鳴，低酸素血症がみられたら，心不全の悪化，その原因検索も考え心電図，胸部X線確認後，フロセマイド投与を考慮すること．
　胸痛時，原因検索，心電図，心原性酵素のチェックを考慮すること．
　不整脈時，ACLS（Advanced Cardiac Life Support）で対応．カリウム，マグネシウムを含めた電解質をチェックすること．

英語例　引継ぎ時プレゼン

　This is Mr. Tanaka. He is a 21 year-old man with past medical history of Becker's muscular dystrophy diagnosed 7 years ago who initially presented with a 1 month history of lower extremity swelling and weakness as well as two weeks of dyspnea on exertion and orthopnea. On the day of admission the patient presented with exertional chest pain relieved with nitroglycerin. It is felt that his chest pain was due to congestive heart failure likely secondary to his muscular dystrophy. He was previously found to have an ejection fraction of 13 %. He was initially treated with digoxin, spironolactone, and lasix for congestive heart failure. Since admission his respiratory status has improved with decreased rales and orthopnea and has responded to the lasix. His other problems include chest pain with no acute EKG changes and no elevation in his cardiac enzymes. He is scheduled for a coronary angiogram tomorrow. He was also found to have elevated liver function tests, and coagulopathy that was thought to be secondary to congestive heart failure. He is currently on vitamin K, and there is no active bleeding. He also has lower extremity weakness likely secondary to the muscular dystrophy. A neurology consult is pending. Things to do if patient has dyspnea, orthopnea. Please think of acute CHF, and evaluated for possible causes of worsening heart failure. This includes ordering an EKG, chest x-ray, and possibly treating with IV lasix. IF the patient has chest pain, please evaluate with EKG, cardiac enzymes, and treat with nitrates, morphine, and oxygen. If he has arrhythmias, please check electrolytes include Ca, K and Mg. Follow ACLS protocol depending on what arrhythmia.

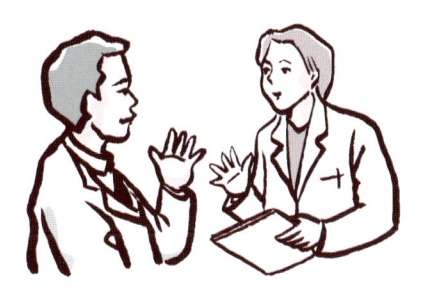

5章 こんなときどうする？ 状況別プレゼンテクニック

3. 救急室で指導医にプレゼン －2分以内のプレゼン

　ドラマの『ER』を彷彿とさせる救急室．研修医は救急室で指導医と一緒に当直中．まず研修医が患者を診察して，指導医にプレゼンをする．その後，指導医と一緒にもう一度診察し最終プランを決めていく．これは米国で外来研修，救急研修ではよくある指導体系だが，限られた時間のなかで要点を押さえた簡潔なプレゼンは非常に難しい．

　本稿では2分以内のプレゼンの例を紹介する．一般型同様，簡単に現病歴，既往歴，身体所見，診断に必要な検査データ，アセスメント・プランを述べるのであるが，2分という短時間のなかで，問題点・鑑別疾患に関係のない既往歴，身体所見をすべて省き，現病歴，アセスメント・プランを強調する点が大きく異なる．

ポイント

1. 基本的には一般型プレゼンテーションと同様（「3章-2　一般型症例オーラルプレゼンテーション」p.67参照）
2. 陽性および陰性所見以外の，問題点・鑑別疾患に関係のない既往歴，身体所見をできるだけ省き，現病歴，アセスメント・プランをしっかり述べる

日本語例　救急室で指導医にプレゼン

　患者さんは49歳男性．隣人の話では2日前はいつもと変わらない健康状態であった．入院当日興奮して暴れていたため，救急車にて当院搬送．意識障害のため詳しい病歴は聴取できないが，40℃の発熱を認める．救急隊到着時血糖値145．

既往歴は高血圧とHIV感染症．処方薬として，リシノプリル，ヒドロクロロチアジド，アミトリプチリン，イブプロフェン，抗HIV剤を服用中．生活歴は，メタンフェタミン乱用の既往．身体所見では，バイタルサインは体温 40℃，呼吸数 40回/分．覚醒しているが興奮状態．発疹，点状出血は認めない．頭部外傷痕なし．瞳孔は左右対称 3 mmで対光反射あり．結膜充血を認めるも黄疸なし．乳頭浮腫はなし．軽度項部硬直を認め，ケルニッヒ徴候，ブルジンスキ徴候陽性．心音整．肺雑音なし．腹部肝脾腫認めず軟．神経所見は意識障害のため評価困難．GCSでは13点（E4V4M5）．四肢自発運動みられ，腱反射も左右対称で1＋．

　検査は血算で白血球 22,900，多核球 87％，ヘモグロビン 15.8，血小板正常．生化学検査は血糖 114を含み正常．尿薬物スクリーニングは陰性．非造影頭部CTは正常．脳脊髄液検査では，白血球 100，リンパ球 70％，多核球 20％，糖 60，タンパク 120，グラム染色，抗酸菌染色，墨汁染色陰性．

　まとめですが，49歳HIV陽性男性が髄膜炎によると思われる意識障害にて来院．

　アセスメント・プランは，

　プロブレムナンバー1：意識障害

　項部硬直および脳脊髄液所見より髄膜炎が考えられ，特にウイルス性髄膜炎が疑われる．鑑別として，HIV陽性患者であるため，細菌性，結核性なども

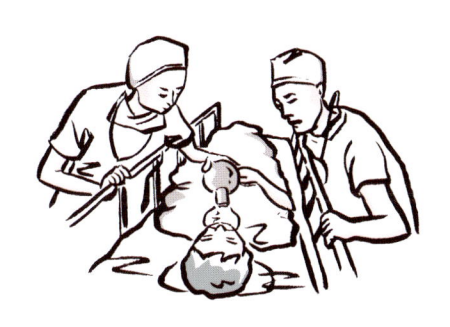

十分考慮に入れる．診断学的プランは，一般病棟に入院し，血液培養2セット，脳脊髄液培養，クリプトコッカス抗原，ヘルペスウイルスPCRの結果をフォローする．治療学的プランは，経験的治療としてバンコマイシン，アンピシリン，セフォタキシム，アシクロビルを開始．痙攣に注意し，2～4時間おきに神経所見をチェックする．

　プロブレムナンバー2：HIV陽性

　診断学的プランとして，ウイルス量，CD4値を測定．治療としては抗HIV剤を続行．

英語例　救急室で指導医にプレゼン

The patient is a 49-year-old male who was apparently found by a neighbor having been seen in his normal state of health the last 2 days. He was found very confused and intermittently agitated. An ambulance was called and the patient was transferred to the hospital for further evaluation. Given his altered mental status, he could not provide any history, and he was noted to be febrile with a temperature of 40℃. A prehospital glucose was 145.

The patient's past medical history is significant for hypertension and HIV.

Medications include lisinopril, hydrochlorothiazide, amitriptyline, ibuprofen, and antiviral treatment.

Social history includes methamphetamine abuse. Any further history could not be obtained given the patient's markedly altered mentation.

Physical examination, Vital signs: blood pressure 130 over 80, pulse 80 per minute, temperature 40℃, and respiratory rate 40 per minute. The patient is awake, but agitated. There are no rashes or petechie. There is no overt trauma around the head. Pupils are approximately 3mm reactive and conjunctivae injected without any apparent jaundice. No JVD(Jugular venous dilatation) is appreciated but ＋ Kerni and brudginsk sign. Heart: regular rate rhythm. Lungs are clear. Abdomen is soft and non-tender. Neuro-exam is difficult because of patient's altered mental status. Glasgow Coma Scale (GCS) is E4 V4 M5. He is noted to move all extremities spontaneously. Reflexes are 1＋ bilaterally.

Labs

White count is 22,900 with 87% polymorphs, hemoglobin 15.8, and platelet 270,000. Chemisty panel is normal including glucose of 114. Urine toxic screen is negative.

CT head is normal. Cerebral spinal fluid (CSF) shows white count of 100 with lymph 70%, poly 20%, glucose of 60, protein of 120, and gram stain/Indian ink/AFB are negative.

Summary and ER course

The clinical impression is that he is a critically ill male with altered mental status suggestive of meningitis.

Assessement and plan

1. Altered mental status d/t meningitis likely viral in view of CSF findings.

Differential diagnosis include bacterial, tuberculosis meningitis in view of patient's HIV status. Diagnostic plan: we will admit to general floor, follow up blood culture, CSF culture, Cryptococcus antigen, and HSV PCR. Treatment plan: we will start empirical antibiotics with Vancomycin, ampicillin, ceftriaxone, and acyclovior. For neurological checks every 2 hours along with seizure precautions.

2. HIV

Diagnostic plan: we will check viral load, and CD4 count. Treatment plan: we will continue present antiviral therapies.

Column

医師として幸せですか？ 格言「お金で幸せは買えない？？」

先日行なわれた12,500人の米国医師が参加したThe Center for Health Services Research in Primary Care (http://chsrpc.ucdmc.ucdavis.edu/) の調査では，この格言とは逆の結果となったようである．低収入医師に比べ高収入（年収$250,000～$300,000）医師の方が，より多く医師として幸せであると回答したそうである．また，長時間働いている医師の方が，短時間働いている医師より医師として幸せであると答えたものは少ない．調査全体としては，70％の医師が医師であることに満足しており，約20％の医師が満足していないという結果になった．以下の表に「専門科別医師であることへの満足度」を示す．

産婦人科の高い不満足度は，おそらく医療過誤保険の高騰の影響を受けているであろう．

また，この調査では，若年医師の方が医師であることにより満足しているという結果であったが，中年期に迎えるバーンアウト（Middle-aged crisis）時期に達していないということも大きく関係している．

皆さんは，医師であることで幸せを感じますか？

専門科	とても満足している（％）	不満足（％）
皮膚科（Dermatology）	56.1	10.8
腫瘍科（Oncology）	50.5	11.3
泌尿器科（Urology）	49.0	13.8
小児科（Pediatrics）	48.1	12.6
救急医学（Emergency Medicine）	44.4	13.3
循環器科（Cardiology）	43.8	16.5
一般外科（General Surgery）	43.0	20.4
家庭医学科（Family Practice）	42.8	16.9
膠原病科（Rheumatology）	42.6	18.0
眼科（Ophthalmology）	41.4	21.0
精神科（Psychiatry）	38.6	22.0
消化器科（Gastroenterology）	38.5	19.5
内科（Internal Medicine）	36.6	20.3
一般開業（General Practice）	36.1	25.1
産婦人科（Obstetrics/Gynecology）	34.4	24.2

このコラムは，Resident & Physicianの付録 More Than Medicine Spring/Summer 2003号 を参考にしました．

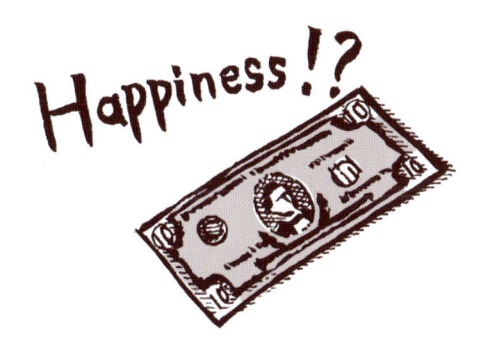

MEMO

6章 オーラルプレゼンテーション改善法
―― プレゼン先進国アメリカのネイティブが教えるテクニック

1. 効果的なコミュニケーションの基本 "確実性・信頼性（Credibility）" ……… 136
2. よくある日本人医師の間違えやすい発音 ……… 142

6章
オーラルプレゼンテーション改善法
― プレゼン先進国アメリカのネイティブが教えるテクニック

1. 効果的なコミュニケーションの基本 "確実性・信頼性（Credibility）"

　修辞学，パブリックスピーキング法の観点から，オーラルプレゼンテーションの注意点，ポイントなどをリトル先生（ハワイ大学ホノルルコミュニティーカレッジスピーチ学教授）に簡単に述べていただいた．

　素晴らしい講演者・スピーカーのもつCredibilityの重要性は，紀元前にさかのぼり，アリストテレスの修辞学に述べられている．これによると，スピーカーは，そのスピーチを効果的なものにするため，以下の3つの手段があるという．

> 1. Ethos（credibility）
>   ＝特質（話し手の人格，資質，信頼度など）
> 2. Pathos（appeal to emotions）
>   ＝feeling：感じ（聞き手の感情に訴える）
> 3. Logos（appeal to reason）
>   ＝論理展開

　素晴らしいスピーカーは，演題・聴衆にあわせ，これら3つの要素を使い分ける．
　PathosとLogosのどちらに重要性をおくかは，聴衆の教育レベルに大きく左右される．感情に強く訴える方法Pathosは，教育レベルが比較的低い聴衆のときに使われ，その一方，教育レベルの高い聴衆には，事実に基づき，統計，文献引用などのLogosが重要になる．どちらのケースにも，もちろんPathosとLogosの両方が使われるべきである．
　Ethosは，Credibility（聴衆からの信頼）のことである．いったい聴衆はどのようなことで，スピーカーが信頼できる（Credible）者とみなすのであろう

か？ Kouzesらの研究では，正直，前向きでかつ有能で印象的であることがCredibilityには重要であるという．また，以下にあげる要素が，このCredibilityに深く関係している．

1. 年齢・性別・容姿など（The givens）
2. 名声（Reputation）
3. 容姿（Dress and grooming）
4. 内容とその分析（Content / Analysis）
5. 演説のしかた（Delivery）
6. 言語（Language）

1 年齢・性格・容姿など（The givens）

The givensは，年齢・性別・容姿など，スピーカーがほとんどコントロールできないものである．スピーカーはこれらを認識し，対策を考える必要がある．例えば，聴衆がすべて男性研修医で，その中で女性であるスピーカーが講演するときや，若年医師が高齢医師の中で講演するときなどには，スピーカーはThe givens意外の手段で，すぐにCredibilityを確立する必要がある．

2 名声（Reputation）

アリストテレスは触れていないが，スピーカーの名声・ポジションも短期的にはEthos（Credibility）に有利に働く．しかし，多くの研究で明らかにな

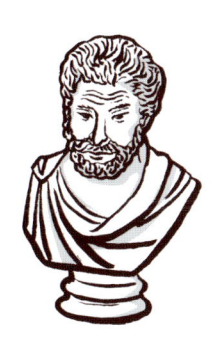

ったことは，講演数週後には聴衆はスピーカーの名声を忘れ，講演の内容のよし悪しを覚えているということである．

3 容姿（Dress and grooming）

スピーカーの身だしなみ（Dress and grooming）は，スピーカーが完全にコントロールできるので，聴衆からEthos（Credibility）を獲得するのには非常に重要な要素となる．衣服は清潔感あふれるものが望ましい．

4 内容とその分析（Content/Analysis）

内容とその分析（Content/Analysis）は，講演の内容（Content），そしてそれをうまく分析（Analysis）することが非常に重要である．その他，ここでは，簡潔さもまた重要である．症例のプレゼンテーションでは，内容を分析するのに，定められたフォーマット（主訴から始まり，アセスメントプランに終わる）を守ることが重要である．

5 演説のしかた（Delivery）

演説のしかた（Delivery）も非常に重要で，これは，The body / The eye / The voiceの項目よりなる．

The bodyの項目では，両方の足に均等に立ち（約10〜15 cm離す），母指の

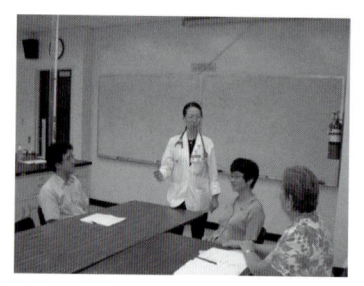

● リトル先生の症例オーラルプレゼンテーション教室
右から，リトル先生，東先生（ハワイ大学小児科），短期研修中慶応大学学生，伊藤大樹先生

付け根あたりに重心を置く．左右に振り子のように重心を移動させたり，片方に偏ったりすることは避ける．膝も屈曲させない（片方の膝を屈曲させて立つと，数分としないうちに疲れて，他方の膝を屈曲せざるをえなくなってしまう．この反復動作は，演説の内容より聴衆の注意を引いてしまう）．上肢に関しては，身体の両脇におくのが自然であるが，ときにはジェスチャーも効果的である．ただ，不自然なジェスチャーは避ける．特に症例プレゼンテーションでは，聴衆は医師であるため，決して自分の身体の部分を指差しし ない（Heart examを述べるとき，心臓を指差さないこと！！）．

　The eyeの項目であるが，聴衆の目をみて（Eye contact）喋ることは，Credibility獲得に非常に重要である．メモやノートを見たり，聴衆の頭の上を見て話すことは，Credibility獲得を大きく妨げる．ただ，症例プレゼンテーションのとき，重要な検査の値など，ちょっとしたメモを見ることは特に問題でない．

　The voiceの項目では，なるべくゆっくり，相手に聞こえる声で，決して単調にならぬように話す．ときには沈黙（pause）を使うことにより，聴衆に考える間や，受け止める時間を与える．"you know / OK / ahhh / ummm" などの声を出してのPauseは，かえって逆効果であるため避ける．

6 言語（Language）

　最後に言語（Language）に関してであるが，これもスピーカーのCredibilityを妨げる原因となる．面白いことに聴衆は，他の内容がよければ，アクセント，言語障害，誤った発音，文法間違い，なまりなどを，ある程度許すものである．ただしはじめから，この聴衆からの許しを期待せず，常にLanguageの誤りがないよう，用意周到にすることが重要である．そうでないと，英語の文法誤りなどで内容が聴衆に誤った形で伝わり，Credibilityが一気に失われることがあるので注意が必要である．また，症例プレゼンテーションのときには，省略形や仲間言葉（Jargon）の乱用は避ける．

　Samuel Becker（1950年代アイオワ大学）らによると，効果的スピーチを行なうためのCredibilityの獲得には，年齢・性別・容姿など（The givens），名

声（Reputation），容姿（Dress and grooming）より内容とその分析（Content/Analysis），演説のしかた（Delivery），言語（Language）が重要であるという．Content/Analysis, Delivery, Language のCredibilityに対する効果は，これら３つの要素の全体の効果を100％とすると，Content/AnalysisとDeliveryはともに45％，Languageは10％といわれている．

ハワイ大学リトル先生が使用しているプレゼンテーション評価・チェック表（Speech Critique Sheet for Rounds）

Name_____ Class_____ Date_____

1. Content-Analysis

   ID：(Name, age, gender, ethnicity, married？, occupation)
   Chief Complaint
   History of Present Illness：(location, quality, chronological order, setting, aggravating/alleviating factors, associated manifestation.)

   Past History：(make it pertinent)

   Family History：
   Social History：(drinking& smoking)
   Review of Systems：(make them pertinent)
   Physical Examination：(make them pertinent)
     Vital：BP　P　T　RR　Wt　Ht
   Labs：(make them pertinent)

   Summary：(Restate the ID and the medical problem, using medical terminology, in one or two sentences
           ex：Mr X is a 45 year-old carpenter, male in acute res-

piratory distress of 3days duration)

<u>Problem list</u>:(List by number)
 1)
 2)
 3)
<u>Assessment and Plan</u>:

<u>Conclusion</u>:(Brief statement regarding status of patient)

2. **Delivery**
 A:Body Language
  1. Arms& Legs
  2. Eye contact
 B:Voice(rate, volume, vocal variety)
 C:Pauses(verbal & silent)

3. **Language**(pronunciation, expressiveness, clarity, qualifiers)

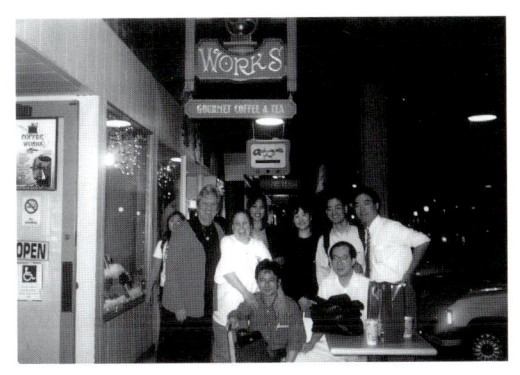

● オーラルプレゼンテーションの講義のあと
リトル先生を囲む会
一番左:リトル先生,一番右:筆者.

2. よくある日本人医師の間違えやすい発音

■1 "r" や "l" の発音はきわめて重要
間違って発音すると意味が伝わらないことがある．
例：respiratory rate, regular, rhythm, irregular, right lung, reactive to light

■2 "sh" と "s" の違い
CBC，COPD，CTの発音は，"C"（See）であって（She）ではない．逆に，insufficiency，differentialのときに，insuffi-（she）-en-（see），differen-（she）-alと発音する．女性のことを"She"でなく，Seeと発音して間違う場合もある．

■3 "g" や "a" は，"じ" や "あ" ではない
EKGの"g"やLabの"a"は，日本語の"じ"，"あ"と異なり，もっとharsh（荒々しく）で"EK-gee"，"L-ah-b"などと少し伸ばして発音する．

■4 間違える頻度の高い6つの単語
6つの単語はよく使われるが，間違って発音されることが多い．
"Diuretics" －（di yur RET ics） "Subsequent" －（SUB se quent）
"Nausea" －（NAH zee ah） "Extremities" －（ex TREM it ties）
"Turgor" －（tur ger） "Carotid" －（ka RAH tid）

5 最後に舌をまかない

"a"で終わる以下の単語の最後に"r"（舌をまく）の音を入れないように注意する．

例：Diarrhea，Formula，Area，Saliva，Idea

6 "th"は舌を突き出す

以下の2つの間違えはアメリカ人に笑われてしまう

Breathの中の"th"の音は，舌を，歯を越えて突き出すのであって，これを怠るとShortness of breath（呼吸困難）がShortness of breast !! となりアメリカ人を楽しませるでしょう．また，Breathingが，Breeding（産む）に聞こえる．

7 沈黙（pause）

最後に，しばしば文の初めや間で使われがちな"you know / ah / um / OK"などのVerbal Pauseは避け，沈黙（pause）を使う．

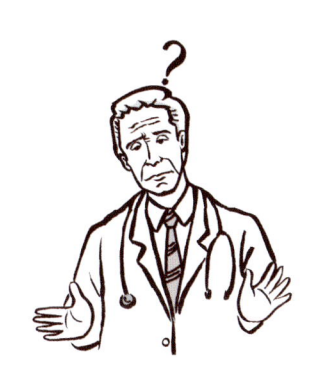

MEMO

付録 入院・退院時の上手な書類の書き方

★1 入院指示の書き方 146
★2 退院時サマリーの書き方 153

付録
入院・退院時の上手な書類の書き方

1. 入院指示の書き方

　付録1では，入院指示の書き方について触れてみたい．というのも筆者の日本での医療経験から言わせていただくと，日本では症例プレゼンテーションのみならず，入院指示の書き方自体もさまざまで，まだ標準化されていないと思われるからである．日本でも徐々にコンピューターでのオーダーシステムが導入され始め，もはや手書きで入院指示を出さない病院もあるであろうが，基本的なコンセプトは同じである．

> **ポイント**
>
> 　大切なことは患者のID，診断，状態，看護，検査，治療にわたり，一通り網羅されていて，かつ指示を受け取る側が読める字で書かれていることである．米国での入院指示はほぼADCA VAN DIML（それぞれの頭文字をとっている）で標準化されている．

　筆者の意見としては，上記の事柄が満たされていれば，必ずしもこの形式にこだわる必要はない．下記に例をあげる．

　断っておくが，日本では当然日本語で指示を出すべきで，看護師も読めるよう基本的に英語で書くことは避ける．

A admission（入院病棟）
ICU入院（admit to ICU）
などのように病棟名を書く．

D diagnosis（診断名）
不安定狭心症（Unstable Angina）
のように診断名を書く．

C condition（全身状態）

軽～中症（fair），要注意（guarded），重症（critical），最重症（serious）
のように大まかな状態を書く．

A allergy（アレルギー）

アレルギーの既往がなければ
アレルギー既往なし（Non Known Drug Allergy：NKDA），
あればその薬物名を書く．

V vital sign（バイタルサイン）

ルーチン（per routine），通常8時間ごと（Q shift），1時間ごと（Q 1Hour）
など．
　担当医連絡（Call House Officer）if SBP ＞ 160　＜ 90，DBP ＞ 100　＜ 50，HR ＞ 140 ＜ 55，RR ＞ 30　＜ 12，T ＞ 38.0，Urine Output ＜ 25 ml/hour，

どれぐらいの間隔でバイタルサインをチェックをすればよいか，どのような異常バイタルサインがあれば医師を呼んだらよいかを記載する．

A activity（活動度）

ベッド上安静（bed rest）
45度までヘッドアップ可〔HOB（head of bed）up to 45〕
ベッド上安静ベッドサイドトイレ可（bed rest with bedside commode）
ベッド外座位可〔OOB（out of bed）to chair〕
トイレまで可〔BRP（bathroom privilege）〕
可能な限り安静度自由（as tolerated）
などと患者の活動度の許容範囲を書く．

N nursing（看護）

イン・アウト各勤（Input / output q shift）
尿量測定3時間ごと（check UOP q 3h）

体重測定毎日（daily weights）
酸素飽和度94%以上を保つようO₂投与（O₂ protocol keep satO₂＞94）
血糖チェック6時間ごとインスリン・スライディングスケール
（Accu check q 6h with SSI）
FBS＜70：juice or D50 1amp iv & call Home Officer
  71-150 do nothing
  151-200 regular insulin（RI）2 units sc
  201-250 RI 4 units sc
  251-300 RI 6 units sc
  301-350 RI 8 units sc
  350- RI 10 units sc & call Home Officer
など看護サイドで行なってほしいことを書く．

D diet（食事）

通常食（regular diet）
心臓病食＋塩分制限（cardiac diet, 1-2 g sodium）
脂肪制限食（low fat diet）
糖尿病食（1,800 Kcal ADA：American Diabetes Association）
絶食（NPO）
絶食，薬可（NPO except meds）

I Ⅳ fluid（静脈点滴）

5％グルコース 100 m*l*/時間（D5W 100 m*l*/hour）
 米国での点滴製剤は5％グルコース，0.9％生食，0.45％生食でありK入りの製剤は原則として用いない．必要に応じて補充していく．

M medication（治療薬）

アスピリン 325 mg 1錠かみくだき飲み込み，その後アスピリン 162 mg 1錠1日1回経口
（Aspirin 325 mg po, chew and swallow, then aspirin EC 162 mg po qd）

クロピドグリル 75 mg 1 錠 1 日 1 回経口
(Clopidogrel 75 mg po qd)
ニトログリセリン 10 mcg/分にて点滴静注開始し，胸痛がなくなるまで 5〜10 mcg/分ずつ最大200〜300 mcg/分まで増減．収縮期血圧は90以上を保つ
(Nitroglycerine infusion 10 mcg/min. titrate to control symptoms in 5-10 mcg/min steps, up to 200–300 mcg/min：maintain systolic BP > 90)
発熱時（38℃以上）タイレノール 324 mg 1〜2 錠 4〜6 時間おき経口
(Tylenol 324 mg 1–2 tabs po q 4–6 hours prn Fever > 38)

などと書いていくわけだが，ここで米国で使用されている略語を紹介したい．

po：	per oral（経口）
pr：	per rectum（経腸）
iv：	intravenous（経静脈）
sc or sq：	subcutaneous（皮下注）
im：	intramuscular（筋注）
qd：	every day（1日1回）
qod：	every other day（隔日1回）
bid：	twice a day（1日2回）
tid：	three times a day（1日3回）
qid：	four times a day（1日4回）
q week：	once a week（週1回）
biw：	twice a week（週2回）
prn：	（臨時指示）
	例えばprn Fever > 38（発熱38度以上），prn insomnia（不眠時），prn constipation（便秘時）というように用いる．
qhs：	every night（眠前）
via NG：	（NG tubeより）

日本では，指示の出し方に「インデラル 30 mg 3×」などと書かれているものが見受けられるが，これは本来「インデラル 10 mg　1錠1日3回　各食前」と書くべきであろう．

L labs（検査オーダー）

AM labs（9/2）：
CBC with diff（血算＋白血球分類）
Chem7（Na，K，Cl，HCO3，BUN，Cr，Glucose）（生化学検査）
＋Mg，Ca，Phos，
Cardiac Enzyme（CK，CK-MB，Troponin I）（心筋逸脱酵素）
CXR portable（ポータブル胸部X線写真）

などのように，まず検査の日付を書いた上に指示を出していく．

　これは米国で行なわれていることではないが，筆者がさらに付け加えたい事柄に，患者さんが服用する薬を週単位でupdateしていくというものがある．米国では投薬一覧表（経静脈，筋注，経口などにわたりすべて）が日々updateされプリントアウトされている．これにより患者さんが現在受けている治療がすべてわかるわけだが，日本ではまだ一般的ではないであろう．付け足しで薬を指示していくと，指示を出した医師側が過去に出した指示を忘れてしまい，無駄な薬が延々と続けられていることを目にすることがあった．一週間ごとに治療内容をupdateすることで，看護側も医師側も現在行なわれていることを一目でチェックすることができる．これは私が日本で研修した病院で励行されていたことであるが，非常によいアイデアであると今も思っている．

　最後に入院指示の例をあげたい．

日本語例

56才　男性
入院病棟：一般病棟
診断：市中肺炎
全身状態：安定
アレルギー既往なし
バイタルサイン：各勤，
　　下記でドクターコール
　　収縮期血圧＞160＜90，拡張期血圧＞110＜60，脈拍数＞140＜55
　　呼吸数＞25＜10，体温＞38.5，O_2 sat＜95
ナーシング：インアウトチェック各勤
　　　　O_2 sat チェック　各勤
　　　　経鼻酸素　2〜4 l/min, O_2 sat ＞95を保つよう調節
食事：常食
点滴：生食 80 ml/hour IV
治療薬：
　レボフロキサシン 500 mg IV　1日1回
　発熱38.5℃以上　アセトアミノヘン 500 mg　経口　6時間以上間隔で
　悪心・嘔吐時　プロメタジン 12.5 mg IV　6時間以上間隔で
　不眠時　ゾルヒピデム（マイスリー）5 mg　眠前経口
検査：本日（日付）　喀痰グラム染色・培養
　　　明朝（日付）　血算＋白血球分類，生化学検査

英語例

56 yo male
Admit to regular floor
Diagnosis：community acquired pneumonia

Condition： fair
Allergy：NKDA
Vital signs：q shift,
　　　　　Call HO if SBP＞160＜90, DBP＞110＜60, HR＞140＜55,
　　　　　RR＞25＜10, T＞38.5, O₂ saturation＜90,
Activity：as tolerated
Nursing：Input/output q shift,
　　　　check O₂ sat q shift,
　　　　O₂ by NC at 2-4*l*/nin, keep O₂ sat＞95
Diet： regular diet,
IV Fluid：0.9NS 80 m*l*/hour IV
Medications：
　Levofloxacin 500 mg IV qd
　Tylenol 325 mg 1-2tabs q 4-6 hours prn fever ＞ 38.5
　Ambien 5 mg po qhs prn insomnia
　Phenergan 12.5 mg IV q 6 hours prn N/V
Labs：
　Today sputum gram stain and culture
　AM labs（9/2）：CBC with diff, chem7,

付録
入院・退院時の上手な書類の書き方

2. 退院時サマリーの書き方

　退院時サマリーは，症例を再度見直し，全体を確認することから，非常に勉強になる機会である．また，再度入院時，退院後外来フォローの際に，特に有効な情報元となり，継続診療においてきわめて重要となるため，ぜひ以下に述べるポイントを押さえていただきたい．ただ，筆者の経験では，多忙な研修中に遅延なく退院時サマリーを書き上げていくのは非常に難しく，筆者も日本で研修中，数日遅延したことがある．米国の研修医のなかでも，退院後7日以内に退院時サマリーを記載することが義務付けられているにもかかわらず，サマリー記載遅延者がいるのが現状である．これに違反するとプログラムに呼び出されることもあり，もしその忠告にも従わない遅延者は，来年度の契約を破棄されるとまで言われている．

ポイント

　退院時サマリー記載におけるポイントは，次回同じ患者さんが，外来フォロー・入院時に自分が主治医になると仮定して，そのとき，知りたいと思うであろう情報を記載することである．

　具体的に退院時サマリーにて記載されるべき項目は以下のとおりである．

1. 要約記載者氏名
2. 主治医氏名・コンサルト医氏名
3. 患者氏名およびカルテナンバー
4. 入院日
5. 退院日
6. 退院時診断（最重要・主要な）

7. 退院時副診断
8. 合併症
9. 手術あるいはその他の手技・主要な検査結果
10. 入院理由要約
11. 入院時身体所見要約（陽性所見・陰性所見は必ず述べる）
12. 入院時検査結果要約（陽性所見・陰性所見は必ず述べる）
13. 入院後経過
14. 退院時情報
    （ア）状態
    （イ）活動度（安静度など）
    （ウ）食事
    （エ）退院時薬剤
    （オ）フォローアップの情報（外来日など）

以上の項目について少し解説をする．

1 要約記載者氏名
退院時要約を記載した者の氏名（主治医ではなく研修医となることもある）．

2 主治医氏名・コンサルト医氏名
再度入院時・外来フォローで同じ主治医・コンサルト医に継続診療してもらうためにも重要な情報である．例えば，2週間後に患者さんが再入院した場合，前回入院時に行なった検査・コンサルトなどの重複を避け，継続診療により効果的な診断法・治療方針決定ができる．

3 患者氏名およびカルテナンバー
「山田太郎（やまだたろう）」など，かなも加える．
「カルテナンバー56-76-85」など．

4 入院日
「平成15年12月12日」など入院した日付を書く．

5 退院日
「平成15年12月20日」など退院した日付を書く．

6 退院時診断（最重要・主要な）
今回の入院で最重要・主要な最終診断を書く．

7 退院時副診断
今回の入院での副診断を書く．

8 合併症
検査・治療により合併症が起こった場合，それを述べる．

9 手術あるいはその他の手技・主要な検査結果
入院中に行なった手術・手技・主要検査の施行日とその結果を要約する．

10 入院理由要約
ポイントは，症例オーラルプレゼンテーションに似ているが，なぜ今回入院したか？について簡潔に記載する．

11 入院時身体所見要約
ポイントは，症例オーラルプレゼンテーションに似ているが，入院時身体所見の陽性所見・陰性所見は必ず述べる．

12 入院時検査結果要約
ポイントは，症例オーラルプレゼンテーションに似ているが，入院時検査結果の陽性所見・陰性所見は必ず述べる．

13 入院後経過

　プロブレムリスト形式に，問題点（診断名が確定していればそのように記載）一つ一つに対して，入院中の出来事，必要な診断学的検査結果，治療法とその効果などについてもれなく記載する．また，今後の治療方針などについても述べる必要がある．入院中に確定診断がつかなかった問題点に関しても，解決したところまでを率直に述べ，今後の方針について述べる．

14 退院時情報

（ア）状態
　軽快あるいは，軽度など，退院時の状態について記載する．

（イ）活動度（安静度）
　退院後，どの程度の安静を保たなければならないか？ 制限はないのかを記載する．
　例：心筋梗塞後リハビリテーションプログラムなど

（ウ）食事
　循環器食（減塩・低コレステロール食），糖尿病食（カロリー数なども），嚥下食などを記載する．

（エ）退院時薬剤
　薬剤名，投与量，時間，投与間隔，処方量を記載する．

（オ）フォローアップの情報
　外来予約日・診療科，腎臓透析フォローアップなど退院後のフォローについて記載する．

　それでは，退院時サマリーの日本語例をご紹介する．

---

1. 要約記載者氏名：岸本暢将
2. 主治医氏名：伊藤大樹（循環器内科）
　　コンサルト医氏名 ：田中郷（内分泌内科）
3. 患者氏名：山田太郎（やまだたろう）　カルテナンバー： 56－76－85
4. 入院日：平成15年12月12日

5. 退院日：平成15年12月20日
6. 退院時診断：急性前壁心筋梗塞
7. 退院時副診断：
    (ア) 心不全
    (イ) 高血圧
    (ウ) 糖尿病
8. 合併症：特になし
9. 手術あるいはその他の手技・主要な検査結果
    (ア) 冠動脈造影（CAG）　平成15年12月13日：LAD 90％閉塞
    (イ) 経皮的冠動脈形成（PTCA）　平成15年12月14日：LAD 90％閉塞にPTCA
10. 入院理由要約

    56歳男性　糖尿病，高血圧の既往が在る患者さんが，急性発症2時間持続した前胸部圧迫感にて入院．
11. 入院時身体所見要約

    血圧160/80，脈拍80，頸静脈怒張（胸骨角から8cm），Ⅲ音ギャロップを聴取，両肺野でcoarse crackleを認めた．
12. 入院時検査結果要約

    CK 345　CK-MB 15，EKG 2 mm ST上昇をV_2-V_5で認めた．胸部X線では，心拡大と両肺野うっ血を認めた．
13. 入院後経過

    プロブレムNo.1：急性前壁心筋梗塞

    CCU入院時，ニトログリセリン舌下にても胸痛軽減せず，静注開始．酸素，アスピリン，ヘパリン，シンバスタチン，また，後負荷軽減のためACE阻害剤開始．その後すみやかに（胸痛発生後3時間以内に）血栓溶解療法（改変型t-PA 1回静注）が開始された．t-PA開始後30分で胸痛は軽快．モニター上期外収縮（PVC）を認めたが特に悪性不整脈はなし．入院2日目，胸痛再発しEKG上ST低下が前壁誘導でみられ，ニトログリセリン静注にても胸痛軽快せず，緊急冠動脈造影となった．左前下行枝Seg7に90％の狭窄を認め，LVEFは45％であった．入院3日目に経皮的冠動脈形成術（PTCA）を行い，TIMI3 Flowを確認，その後入院中，特に胸痛発現なし．心臓リハビリテーションプロトコールにて順調に経過し退院となる．

プロブレムNo.2：うっ血性心不全
CCU入院時，呼吸苦，起坐呼吸出現し，身体所見，胸部X線よりうっ血性心不全と診断．ACE阻害剤による後負荷軽減，フロセマイド投与により数時間後症状軽快．
その後，心臓リハビリテーションプロトコール，廊下歩行にても特に呼吸苦出現なし．
退院後外来にて特に問題なければ，βブロッカー開始を考慮する．
プロブレムNo.3：高血圧
ACE阻害剤開始後血圧は130/80前後で安定．
プロブレムNo.4：糖尿病
ストレス・心筋梗塞急性期によると思われる一過性の200前後の高血糖を認めるもレギュラーインスリン2単位2回投与にて血糖値安定．入院前服用していたグリブライド（Glyburide）を再度開始，糖尿病食（1,800 kcal）により入院中血糖値は140前後に安定．

14. 退院時情報
　（ア）状態：軽快
　（イ）活動度：心臓リハビリテーションプロトコール続行，特に身の回り制限なし
　（ウ）食事：心臓食（低塩・低コレステロール），糖尿病食（1,800 kcal）
　（エ）退院時薬剤：
　　　　アスピリン 325 mg 1錠 1日1回　各朝食前
　　　　リシノプリル 20 mg 1錠 1日1回　各朝食前
　　　　シンバスタチン 20 mg 1錠 1日1回　各朝食前
　　　　グリブライド 10 mg 1錠 1日1回　各朝食前
　（オ）フォローアップ
　　　　12月27日伊藤大樹先生外来（循環器）
　　　　1月7日田中郷先生外来（内分泌）

参考文献

1) Bates' Guide to Physical Examination and history taking.
2) Performing a focused physical examination. Patient care：76-106, 2000
3) Wiese, J., Saint, S., Tierney, L. M. Jr.：Using clinical reasoning to improve skills in oral case presentation. Seminars in medical practice, 5（3）：29-36, 2002
4) Kroenk, K. et al.：The case presentation：stumbling blocks and stepping stones. The American Journal of Medicine, 79：605-609, 1985
5) Kennedy, G. A.：Aristotle. On Rhetoric. Trans. Oxford, Oxford University Press, 1991
6) James, K. & Posner, B.：Credibility：How Leaders Gain It and Lose It, Why People Demand It. San Francisco, Jossey-Bass, 1993
7)「アメリカ臨床留学への道　改訂 2 版」(尾島昭次 監修)，南山堂，2001
8) Fitzgerald, F. T. & Tierney, L. M.：The bedside Sherlock Holmes. Western, J. Med., 137：169-175, 1982

索引

欧文

★★★★★ A, B ★★★★★

activity	147
admission	146
allergy	147
Assessment	113
Assessment / Plan	86
Assessment & Plan	67
Assessment and plan by problem	37
By system	112

★★★★★ C ★★★★★

CC	26, 69
Chief complaint	26, 69
chronological order	64, 97
Clinical Pathological Conference	10
condition	147
Content/Analysis	138
CPC	10, 14, 65
Credibility	136

★★★★★ D ★★★★★

Date of admission	25
Date of examination	25
Delivery	138
diagnosis	146
diagnostic studies	82
diagnostic tests	37
diet	148
DOA	25
Dress and grooming	138

★★★★★ E〜G ★★★★★

Ethos	136
Eye Contact	65
FH	29
Family history	29
General appearance	36, 78

★★★★★ H, I ★★★★★

History of present illness	26, 70
HPI	26, 70
ICU	112
ID	25
Identification	25
Intensive Care Unit	112
IV fluid	148

★★★★★ L〜N ★★★★★

labs	150
Laboratory data	82
Laboratory studies	37
Language	139
Logos	136
Lumping	85
medication	148
NKDA	28
Not Known Drug Allergy	28
nursing	147

★★★★★ O〜P ★★★★★

Objective	67, 113
Opening Statement	64, 112
Opening Statement & 主訴	67, 69, 96
Past medical history	28, 76
Pathos	136
PE	35, 78
Physical examination	35, 78
Plan	113
PMH	28, 76
possible	47
probable	47
Problem list	37, 84

★★★★★ R ★★★★★

r/o	48
RE	26
Reason for examination	26
Reputation	137
Review of system	30, 76
ROS	26, 30, 67, 76
rule out	48

★★★★★ S ★★★★★

s/o	47
s/p	28
S/R	25
SH	29, 77
SIGECAPS" Questions	20
SOAP	67, 113
Social history	29, 77
Source and reliability	25
status post	28
Subjective	67, 113
Summary	83
suspect of	47

★★★★★ T〜W ★★★★★

The givens	137
To Doリスト	125
Tunnel vision	85
Vital sign	36, 78, 147
Wallet Biopsy	55

和文

★★★★★ あ ★★★★★

アセスメント	65
アセスメント・プラン	

	66, 68, 84, 86, 103, 112, 128	
アレルギー	147	
痛みの10カ条	18, 26, 39, 97	
一般型	65, 128	
違法薬剤使用歴	99	
飲酒歴	99	
陰性所見	26, 37, 39, 65, 67, 73, 74, 76, 77, 80, 81, 82, 98, 99, 100, 113, 128, 155	
ウェブサイト	59	
演説のしかた	138	

★★★★★ か ★★★★★

回診	66
確実性	136
活動度	147, 156
家族歴	26, 29, 41, 67
看護	147
患者観察	49
患者ケア	14
鑑別疾患	18, 37, 64, 65, 69, 75, 76, 77, 81, 82, 86, 98, 99, 100, 101, 128
鑑別診断	14
既往歴	26, 28, 30, 65, 67, 69, 76, 98, 112, 124, 128
喫煙歴	99
教育	86
教授回診	10
検査オーダー	150
検査結果	37, 65, 125, 155
検査所見	112
言語	139
現病歴	20, 21, 26, 30, 64, 65, 66, 67, 70, 97, 112, 128
ケースカンファレンス	10, 14, 65
コミュニケーション	11, 14
コンサルテーション	14

★★★★★ さ ★★★★★

財布生検	55

時間経過	70
社会歴	26
集中治療室	112
主訴	21, 26, 69, 84, 112
省略型	65, 66
情報元とその信頼性	25
情報収集	13
静脈点滴	148
食事	148, 156
信頼性	136
診察の理由	26
診察日および時間	25
診察法	49, 59
身体所見	18, 30, 35, 41, 43, 49, 50, 59, 65, 68, 78, 99, 112, 125, 128, 155
診断学的・治療学的プラン	65
診断学的検査	68, 82, 101
診断名	146
診療録	38, 70, 84
診療録記載	18, 24, 77, 79, 81, 112
スーツケースサイン陽性	50
生活歴	29, 40, 67, 77, 99, 112
全身状態	36, 78, 79, 100, 147
臓器システムレビュー	30, 41
臓器別システムレビュー	67, 76

★★★★★ た ★★★★★

退院時サマリー	153
治療方針	13
治療薬	148
データの記載	18, 24
データの収集	18

★★★★★ な ★★★★★

内容とその分析	138
入院指示	146
入院日	25
入院病棟	146

年齢・性格・容姿など	137

★★★★★ は ★★★★★

バイタルサイン	36, 78, 79, 100, 147
発音	142
引継ぎ	123
引継ぎシート	123, 125
病歴	18
病歴聴取	18
フォーカスをしぼった身体所見法	18, 20
プレゼンテーション教育	89
プロブレムリスト	68, 84, 103, 124, 125, 156
米国式検査値記載法	47
ベッドサイドラウンド	10

★★★★★ ま ★★★★★

まとめの言葉	83, 102
身だしなみ	49, 50
身元	25
名声	137
申し送り	14, 66, 123
問題点に対しての考察とその解決法	37
問題点リスト	37

★★★★★ や ★★★★★

容姿	138
陽性所見	26, 37, 39, 65, 67, 73, 76, 77, 81, 82, 98, 99, 100, 113, 128, 155

★★★★★ ら ★★★★★

リスクファクター	22
臨床病理検討会	10

【編著者プロフィール】

★岸本暢将（きしもと みつまさ）

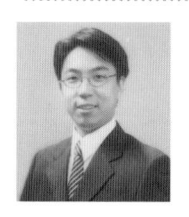

平成10年　　北里大学医学部卒業
平成12年　　沖縄県立中部病院卒後臨床研修終了
平成13年　　在沖縄米国海軍病院インターンシップ修了
平成13年～現在　　ハワイ大学内科レジデント

卒前，米国留学をめざし医学部6年次にUSMLE Step 1およびStep 2に合格．卒後，沖縄県立中部病院卒後臨床研修，在沖縄米国海軍病院でのインターンシップを修了後，2001年よりハワイ大学にて内科レジデント開始し，1年次（インターン）には，唯一Intern of the Yearを受賞．現在ハワイ大学3年目レジデント．卒後短期間で3回のインターンシップを経験，実践的なオーラルプレゼンテーション教育法を享受し，その必要性・重要性を痛感する．

老人膠原病学への興味から，2004年7月よりニューヨーク大学Hospital for Joint Diseasesにてリウマチ学の専門研修を開始予定．

著書に「アメリカ臨床留学大作戦」（羊土社, 2003）がある．

【執筆協力者略歴】(五十音順)

★Ken C. Arakawa（アラカワ ケン）

ハワイ大学ジョンエーバーンズ医学部卒業
メイヨークリニック内科研修・リウマチ・膠原病科専門研修修了
現在ハワイ大学内科臨床教授
インターナショナル リウマチセンター（ホノルル・ハワイ）院長

★伊藤大樹（いとう ひろき）

平成8年　　神戸大学医学部卒業
平成11年　　沖縄県立中部病院卒後内科臨床研修修了

平成11年	沖縄県立中部病院循環器科フェロー
平成12年	沖縄県立宮古病院内科・循環器科
平成13年	東京女子医科大学循環器科フェロー
平成14年	池上総合病院循環器科
平成15年～現在	ハワイ大学内科レジデント

★神谷亨（かみや とおる）

平成3年	名古屋大学医学部卒業
平成3年	市立舞鶴市民病院内科
平成9年	自治医科大学大宮医療センター総合診療部
平成11年	静岡県御殿場石川病院内科
平成14年～現在	ハワイ大学内科レジデント

★徳田安春（とくだ やすはる）

昭和63年	琉球大学医学部卒業
平成4年	沖縄県立中部病院卒後臨床研修修了
平成4年	沖縄県立八重山病院内科
平成6年	ダートマス大学臨床フェロー
平成8年	沖縄県立中部病院総合診療内科
平成11年	沖縄県立中部病院総合診療内科医長
平成14年	沖縄県立中部病院臨床研修委員会副委員長
平成15年	東邦大学総合診療科客員講師

★Doric Little（リトル ドーリック）

ハワイ大学ホノルルコミュニティーカレッジ スピーチ学教授
ハワイ大学ジョンエーバーンズ医学部国際医学科（International Medicine and Health）助教授

米国式　症例プレゼンテーションが劇的に上手くなる方法
病歴・身体所見の取り方から診療録の記載，症例呈示までの実践テクニック

2004年3月25日　第1刷発行	編　集　岸本　暢将
2021年4月10日　第14刷発行	発行人　一戸裕子
	発行所　株式会社　羊　土　社
	〒101-0052
	東京都千代田区神田小川町2-5-1
	TEL　　03（5282）1211
	FAX　　03（5282）1212
ⓒMitsumasa Kishimoto.	E-mail　eigyo@yodosha.co.jp
2004, printed in Japan	URL　　www.yodosha.co.jp/
ISBN978-4-89706-681-3	印刷所　株式会社　平河工業社

本書の複写にかかる複製，上映，譲渡，公衆送信（送信可能化を含む）の各権利は（株）羊土社が管理の委託を受けています．本書を無断で複製する行為（コピー，スキャン，デジタルデータ化など），著作権法上での限られた例外（「私的使用のための複製」など）を除き禁じられています．研究活動，診療を含み業務上使用する目的で上記の行為を行うことは大学，病院，企業などにおける内部的な利用であっても，私的使用には該当せず，違法です．また私的使用のためであっても，代行業者等の第三者に依頼して上記の行為を行うことは違法となります．

JCOPY　<（社）出版者著作権管理機構　委託出版物>
本書の無断複写は著作権法上での例外を除き禁じられています．複写される場合は，そのつど事前に，（社）出版者著作権管理機構（TEL 03-5244-5088，FAX 03-5244-5089，e-mail：info@jcopy.or.jp）の許諾を得てください．

乱丁，落丁，印刷の不具合はお取り替えいたします．小社までご連絡ください．

memo

クレームは"患者満足度を高めるテクニック"の宝石箱!

外来診療コミュニケーションが劇的に上手くなる方法

クレームから学ぶ
患者満足度を高める接し方・話し方

岸本暢将, 篠浦 丞／著

「患者さんとのコミュニケーションは自己流でいいの？」「評判のいい先生って何がスゴイの？」という疑問を解決！

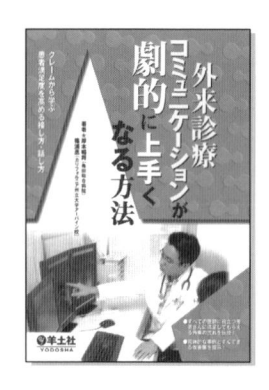

- 定価 3,960円（本体 3,600円＋税10%）
- A5判　■ 199頁
- ISBN 978-4-7581-0650-4

診察を軸に患者・同僚とのコミュニケーションを解説!

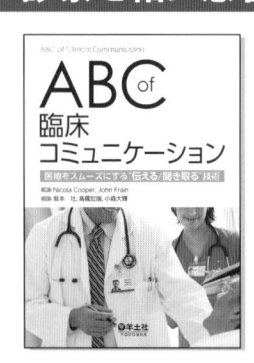

ABC of 臨床コミュニケーション

医療をスムーズにする"伝える/聞き取る"技術

坂本 壮, 髙橋宏瑞, 小森大輝／翻訳,
Nicola Cooper, John Frain／編

- 定価 3,960円（本体 3,600円＋税10%）　■ B5判　■ 143頁
- ISBN 978-4-7581-1870-5

円滑で正確な情報のやりとりが求められる医療現場．診察を軸に様々な状況で役立つ中心的技術から終末期など状況ごとの＋αまで，患者・医師・メディカルスタッフとのコミュニケーションが基礎からわかる1冊です！

発行　羊土社 YODOSHA
〒101-0052 東京都千代田区神田小川町2-5-1　TEL 03(5282)1211　FAX 03(5282)1212
E-mail: eigyo@yodosha.co.jp
URL: www.yodosha.co.jp

ご注文は最寄りの書店，または小社営業部まで

研修医が絶対知りたいエッセンス!

研修医になったら必ず読んでください。

診療の基本と必須手技、
臨床的思考法からプレゼン術まで

岸本暢将,岡田正人,徳田安春／著

最高の医療を提供できる臨床医になるために,研修医になったらこれだけは知っておきたいエッセンスを,達人が全部教えます!

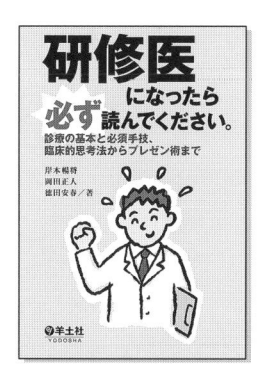

- 定価 3,300円（本体 3,000円＋税10%）
- A5判 ■ 253頁
- ISBN 978-4-7581-1748-7

誰も教えてくれないプレゼンの秘訣を伝授!

あの研修医はすごい!と思わせる症例プレゼン

ニーズに合わせた「伝わる」プレゼンテーション

松尾貴公,水野　篤／著

勝負はプレゼンの前に決まっている!? 臨床でまず身につけるべきプレゼンの秘訣を伝授. 聞き手・状況に応じた内容や順番, さらに専門科別のコンサル等, アウトプットまでの過程からわかるので本物のプレゼン力がつく!

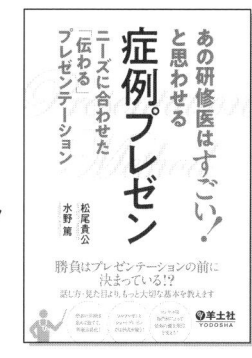

- 定価 3,520円（本体 3,200円＋税10%）
- A5判 ■ 207頁
- ISBN 978-4-7581-1850-7

発行　**羊土社 YODOSHA**
〒101-0052 東京都千代田区神田小川町2-5-1　TEL 03(5282)1211　FAX 03(5282)1212
E-mail : eigyo@yodosha.co.jp
URL : www.yodosha.co.jp/

ご注文は最寄りの書店, または小社営業部まで

外国人診療に備え何を準備すべきかがわかる本！

外国人診療で困るコトバとおカネの問題

増井伸高／著

突然，外国人患者が来院したらどうする？ 外国人の外来・入院に備えて何を準備すべき？ そんな悩みをもつ医師や医療事務員，病院管理者におすすめ！外国人医療の場で必ず起こる問題とその解決方法をすべて記載！

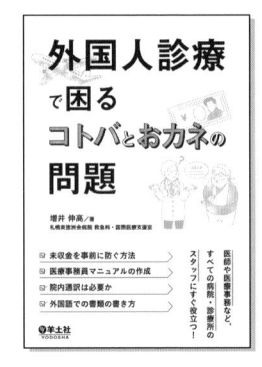

- 定価 3,080円（本体 2,800円＋税10%）
- B5判　124頁
- ISBN 978-4-7581-1860-6

簡単表現でもしっかり伝わる診療英語を伝授！

やさしい英語で外来診療

聞きもらしのない問診のコツ

音声CD付き

大山　優／監　安藤克利／著
Jason F. Hardy，遠藤玲奈／協力・ナレーター

シンプルでも患者さんにしっかり伝わる口語表現を解説．症状ごとに必要な情報を聞き取るコツがよくわかる！

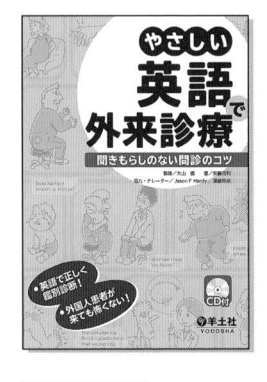

- 定価 3,740円（本体 3,400円＋税10%）
- A5判　246頁
- ISBN 978-4-7581-1726-5

発行　羊土社 YODOSHA
〒101-0052 東京都千代田区神田小川町2-5-1　TEL 03(5282)1211　FAX 03(5282)1212
E-mail : eigyo@yodosha.co.jp
URL : www.yodosha.co.jp/

ご注文は最寄りの書店，または小社営業部まで